10秒伸ばすだけで
すべて解決する！

血流リンパストレッチ

加藤雅俊

西東社

INTRODUCTION

血流リンパストレッチは不調を治し、体を若返らせる最強の健康法です

皆さんの多くが、こんなふうに思っているのではないでしょうか?

⦿年をとれば、不調が出るのはしかたがない

⦿薬に頼りながら、健康を維持するしかない

⦿長年の痛みを、根本的に解決する方法はない

それは間違いです！

私は長年にわたって製薬会社で研究開発に携わっていましたが、現場の病院をまわるなかで、医師は病気の原因を取り除くのではなく、現れた症状に対して薬で症状を軽くする「対症療法」しか行っていない現状に疑問を抱きました。

もっと原因を探り、根本から解決できる方法はないかと思い、食事、運動、心のケアを合わせた総合的な視点から「薬に頼らずに若々しく健康でいられる方法」を研究し、根本から治す方法を実践してきました。具体的には運動やストレッチ、ツボ押し、食事療法などを包括的に行い、多くの方々を薬がいらない状態へと導いてきました。

体の不調を引き起こす
根本の原因とは？

じつは、体の細胞自体、
老化することはありません。
ではなぜ、体の機能は年齢と共に老いていき、
不調が出やすくなるのでしょうか。

私たちの体は筋肉も内臓も肌も、あらゆるものが細胞から作られています。そして古い細胞が新しい細胞に生まれ変わる「新陳代謝」を絶えず繰り返しているのですが、年を重ねると若い頃と比べて体を動かす機会が減るこ

とで、体の使わない部分が増えて、細胞の新陳代謝がどんどん遅くなってい
くのです。

細胞は老化しなくても、新しくなるべき細胞が生まれず、古いままでは、
機能が正常に働かず、不調となって体に現れます。

細胞の新陳代謝を促すには、リンパによって老廃物や細菌など体に不要な
ものを排出し、血液によって栄養分やきれいな酸素を運ぶことが重要です。

近年、血流が体を健康に保つのに重要な働きをしていることは世界的にも
研究が進んで明らかになってきていますが、実は血液と同様に、リンパの流
れが病気の根本解決に大きく関係しているということがわかってきました。

つまり「リンパ」と「血液」を流すことがとても重要なのです。

今ある不調のすべては
血流とリンパの流れで
改善できる

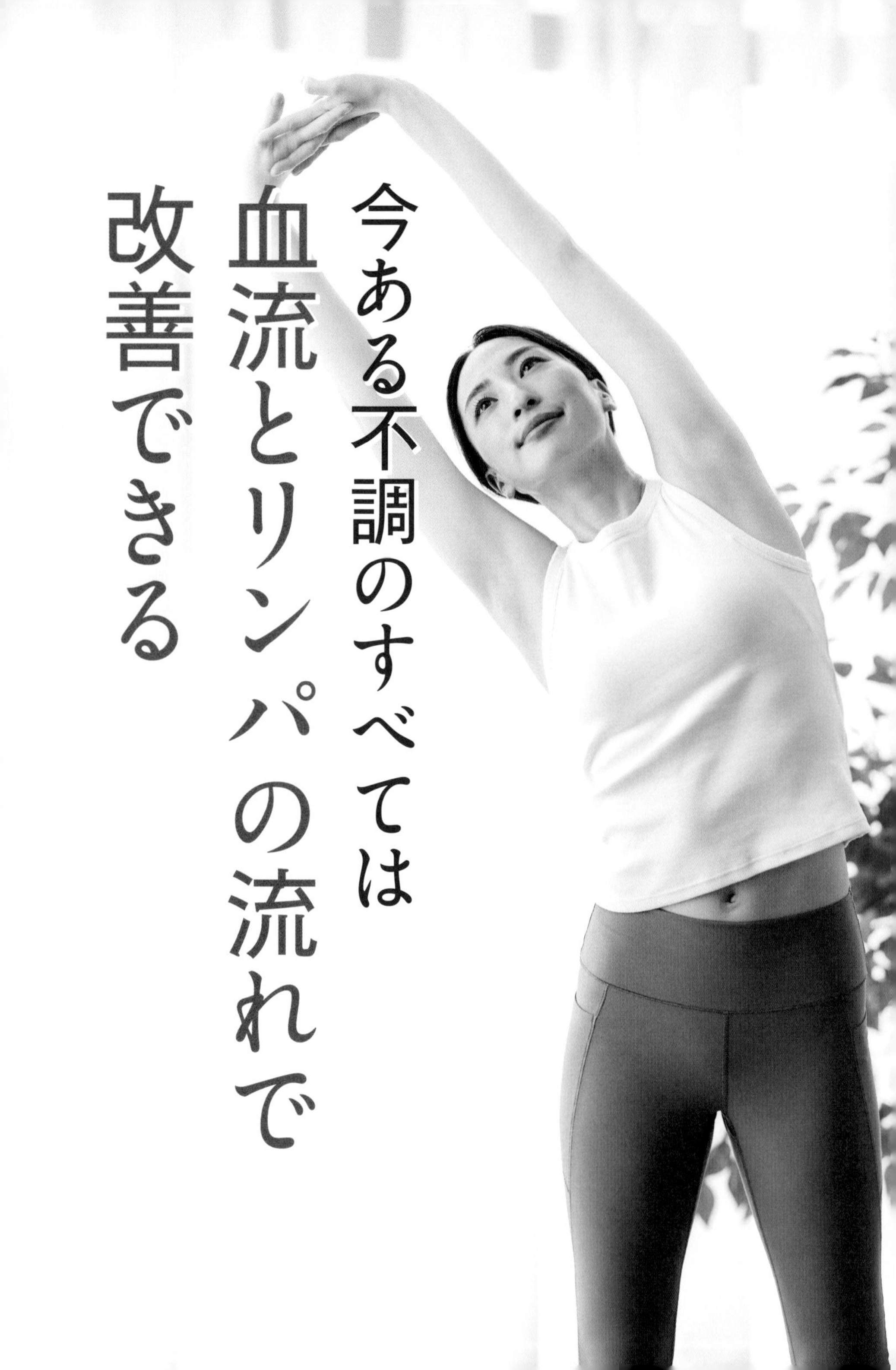

私は長年にわたって「カラダ相談室」を行っていますが、圧倒的に多いのが血圧相談です。病院で血圧を測って140を超えたら「一生薬を飲み続けてください」と言われますが、薬が合わなくて気分が悪くなったり、ふらついたりする人がたくさんいます。ですから私は多くの方に伝えたいのです。

薬に頼らなくても、血液とリンパがきちんと流れれば体に劇的な変化を及ぼします。

本書で紹介する「加藤式血流リンパストレッチ」は激しい運動は一切なく、1回10秒、1日1分程度で効果が出るように考えられた簡単なストレッチです。なんとご相談に来られた方全員の血液検査の異常値が、食事制限をすることなく正常値になりました。

さらに、リンパ液がしっかりと脳に流れることが認知症の予防につながるという研究結果があり、血管の丈夫さ、柔らかさが脳梗塞や心筋梗塞を防止し、長く健康で生きるためのカギだということも知られています。

私の経験から自信を持って言えるのは、リンパと血液が滞ることなくしっかり全身を流れていれば、みなさんが抱える多くの不調を根本から解決できるということです。

リンパと血液がぐんぐん流れていれば、
高血圧やがん、糖尿病、認知症といった
病気のリスクが激減！
首や肩のこり、腰やひざの痛み、疲れがとれない、
眠りが浅い、シミやシワといった

体や美容の悩みも解消!
そんなリンパと血液を
大量に流せる体をつくるのが、
本書の加藤式血流リンパストレッチです!

それでは実際に、加藤式血流リンパストレッチを
体験した患者さんの実例を見ていきましょう。
年齢や生活習慣にかかわらず、
どなたも痛みや不調が改善する
などの大きな変化が出ています。
あなたの体にも必ず変化が現れることを
お約束します。

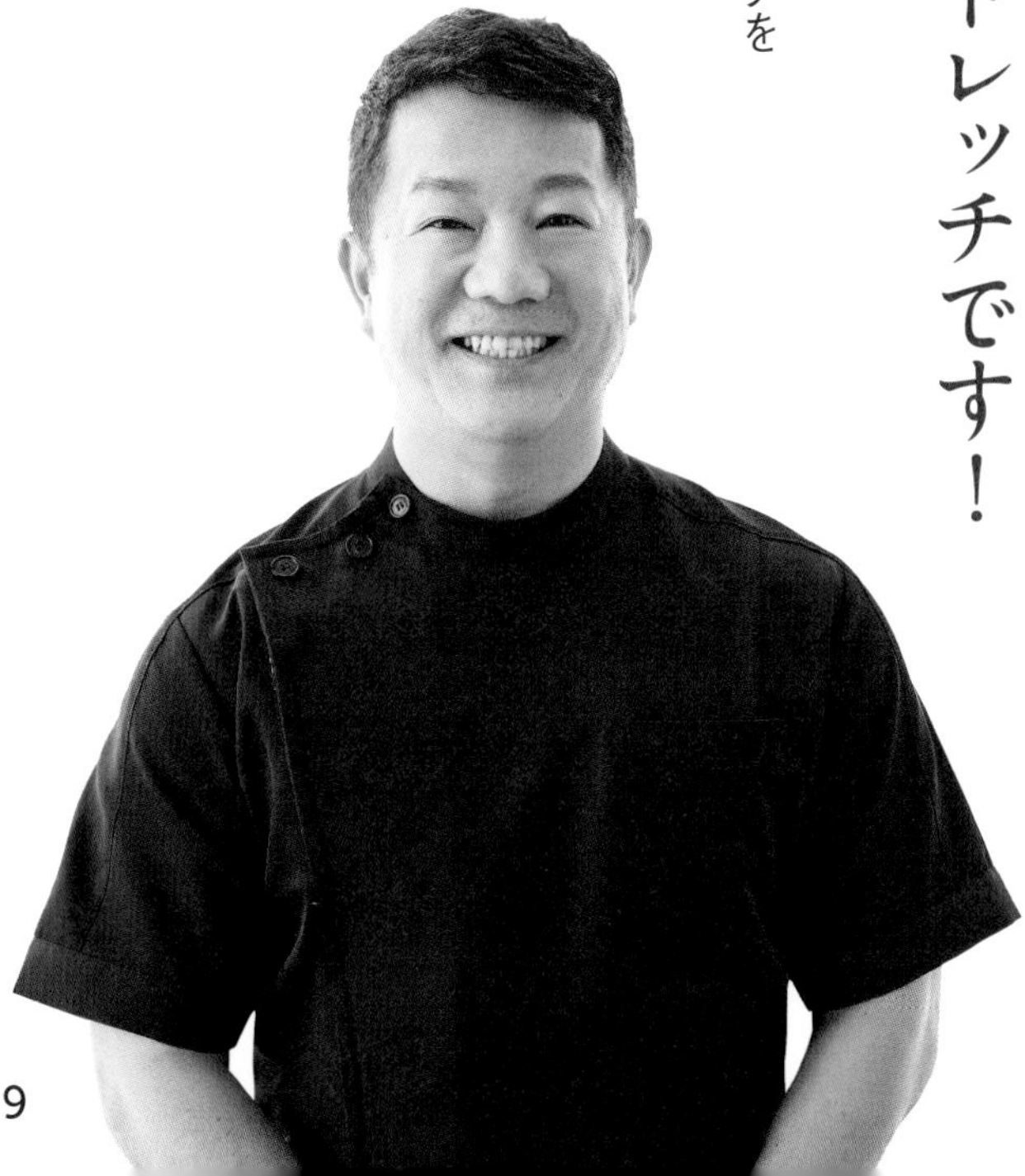

実例

血圧

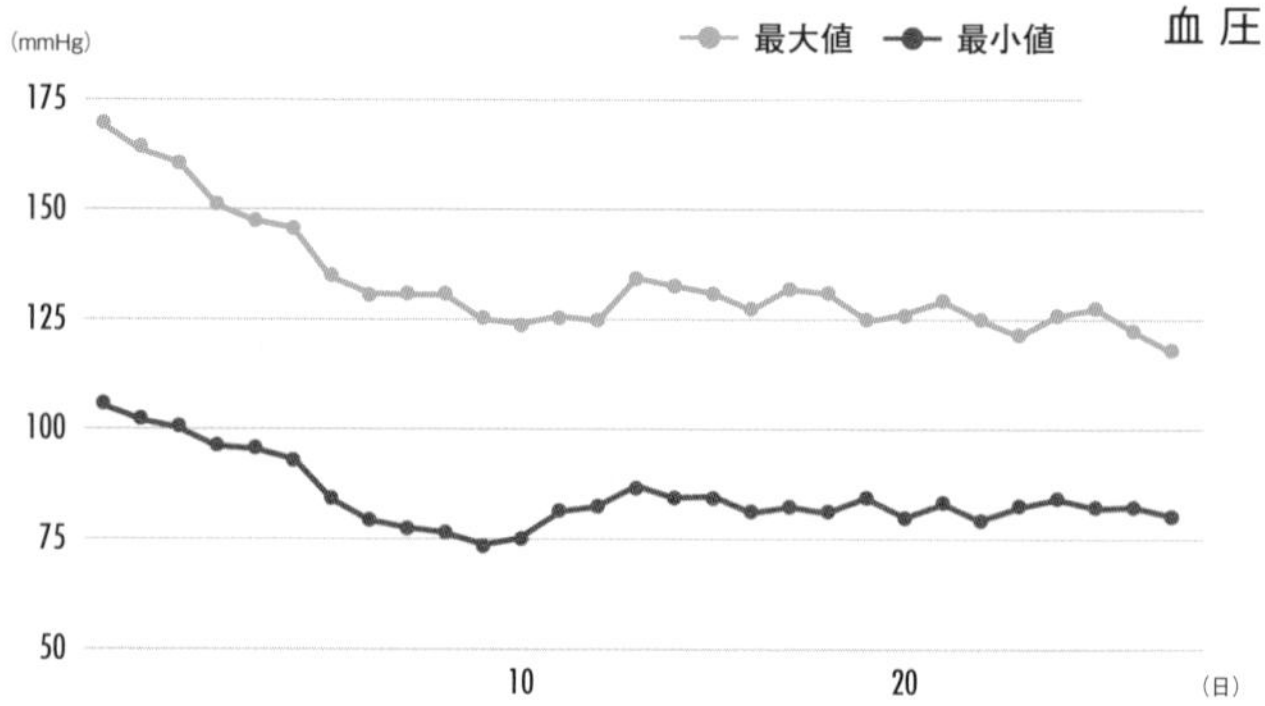

最大値
最小値
(mmHg)
175
150
125
100
75
50
10
20
(日)

1 W・Mさん（65歳）

血圧(mmHg)	168／105	➡	118／80
脈圧(mmHg)	63	➡	38

血圧が１か月で50mmHgも落ちた

下半身が引き締まった

慢性の肩こり解消！

20年にわたって降圧剤を服用していましたが、いったん薬をやめて血流リンパストレッチに取り組みました。始めてから20日が経った頃から、脚とウエストが引き締まってきたのが目で見てわかるようになり、とてもうれしい気持ちに。慢性的な肩こりに悩んでいましたが、リンパと血流がよくなったからか、それも解消してびっくりです。

加藤先生からのコメント

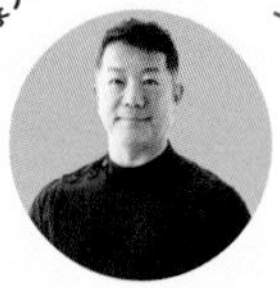

血圧の上下の差が高かったＷさんですが、１か月経つ頃には明らかにその差が縮まってきました。これは血流リンパストレッチを継続することで心筋が強くなったということ。長年服用していた薬も手放すことができましたね。

実例

2 S・Iさん（62歳）

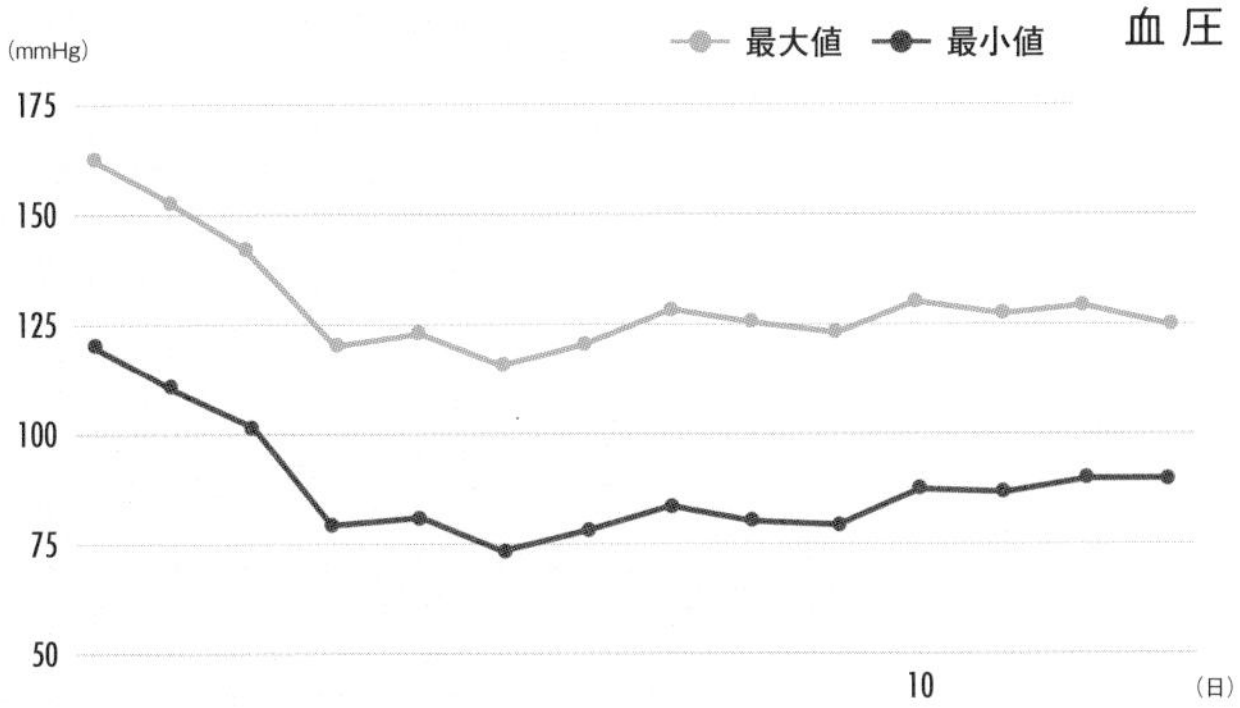

血圧(mmHg)	162／120	➡	125／89
脈圧(mmHg)	42	➡	36

血糖値が140mg/dl（糖尿病域）から100mg/dl（正常）に！

中性脂肪が200mg/dl（異常域）から130mg/dl（正常）に！

総コレステロール値270mg/dl（異常域）から170mg/dl（正常）に！

血流リンパストレッチを始めてから1か月で、血圧や血糖値、中性脂肪など、それまで病気に分類される値だったものがすべて正常値になりました。降圧剤などそれまで服用していた薬を一切飲まなくてよくなったのも驚きです。もっと早く加藤先生に相談すればよかったと思っています。今後も地道に続けていきたいと思います。

加藤先生からのコメント

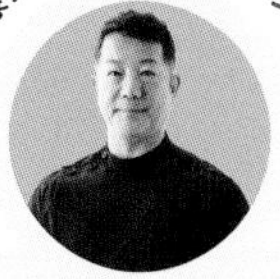

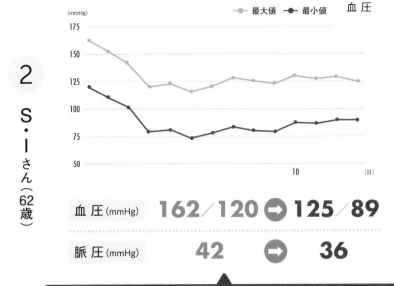

ストレッチを始めて２日目から162mg/dlあった血圧が正常域に入り、３日目でさらに20mg/dlも下がってご本人もびっくりされていました。血流とリンパの流れがよくなると、血液検査の値もすべて正常値に。これからも薬に頼らない健康な体を維持してください。

実例

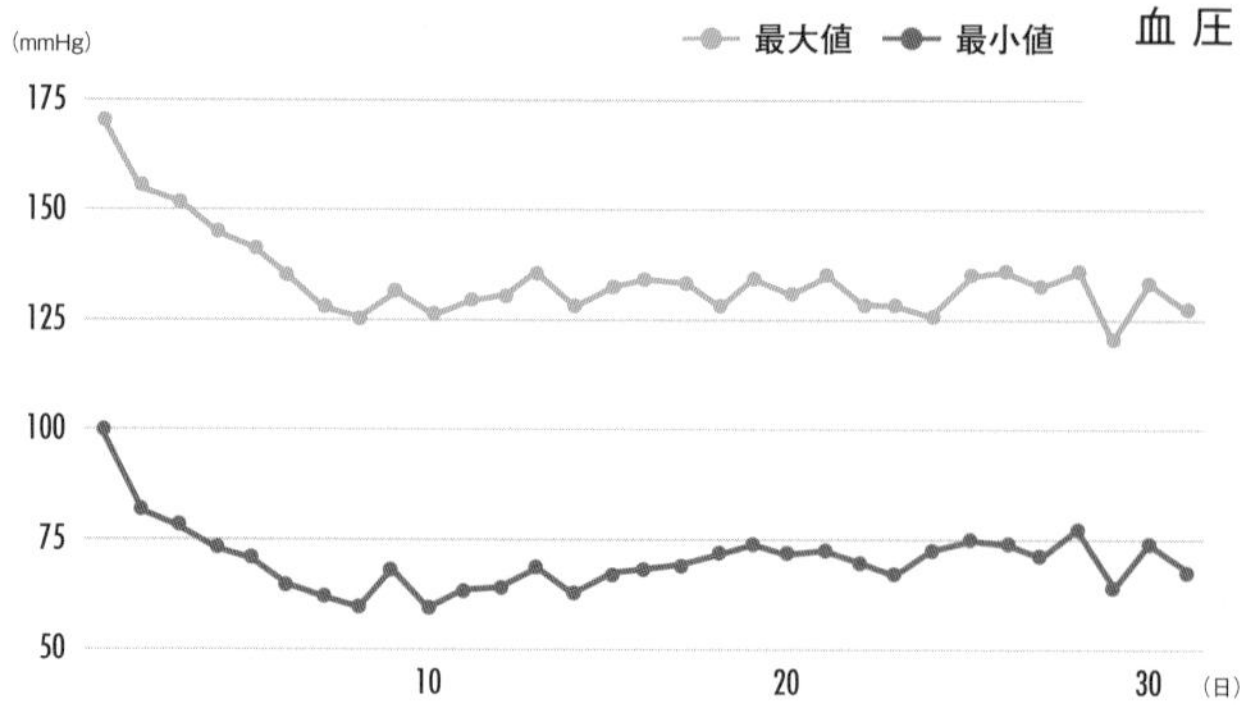
血圧
最大値
最小値
(mmHg)
175
150
125
100
75
50
10
20
30
(日)

3 U・Tさん（72歳）

血圧(mmHg)	170／100	➡	127／68
脈圧(mmHg)	70	➡	59

中性脂肪が160mg/dl（異常域）から70mg/dl（正常）に！

降圧剤を手放せた

血液検査の異常値がすべて正常に！

血流リンパストレッチを始めた目的は50代後半から抱えていた高血圧でした。処方された薬を飲むと血圧が120まで下がりましたが、いつもふらついていました。ストレッチを始めたその日、すぐに血圧が下がり、すごさを実感。中性脂肪をはじめ、その他の検査の値もほとんど正常値になっていたので、感謝しかありません。周りの友人にも勧めたいと思います。

加藤先生からのコメント

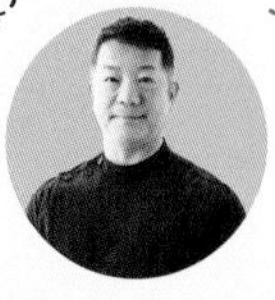

「一生薬を飲み続けなければいけないかも」と不安を感じていらっしゃいましたが、血流リンパストレッチを始めてすぐに血圧の変化が出ましたね。「その後も薬を飲まなくて済んだ」とうれしそうに報告してくださり、私もうれしい気持ちになりました。

実例

4

A・Jさん（56歳）

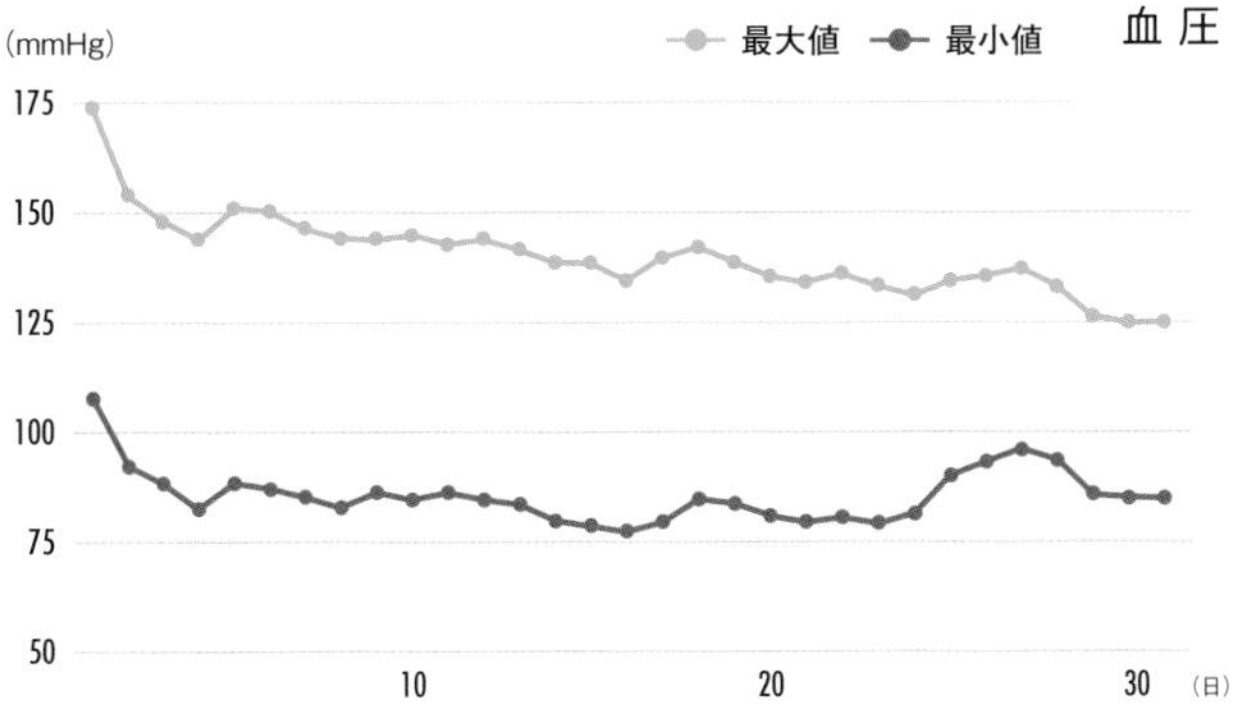

(mmHg)
最大値
最小値
血圧
175
150
125
100
75
50
10
20
30
(日)

血圧(mmHg)	175/108	➡	123/84
脈圧(mmHg)	67	➡	39

血糖値が200mg/dl、ヘモグロビンA1cが6.5%(糖尿病域)から血糖値100mg/dl以下、ヘモグロビンA1cが5.2%(正常)に！

すべての薬から卒業！

検診の血液検査で糖尿病の懸念があるとわかり、精密検査を受けたところ糖尿病と診断されました。その後血流リンパストレッチを始めたところ、毎日の簡単なストレッチだけで1か月後には血糖値が正常に！食事制限は一切していなかったのに、びっくりです。高血圧も抱えていましたがそれも解消され、健康な体を取り戻すことができました。

加藤先生からのコメント

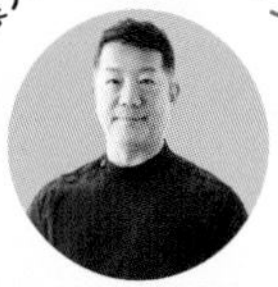

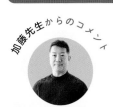

当初は血圧を下げることが目的でこのストレッチを始めましたが、血糖値も下がり、糖尿病だった体もストレッチだけで元に戻りました。現在は医師の許可を得て、すべての薬から卒業！ 素晴らしい結果です。ぜひこの調子で継続してくださいね。

これだけの変化が起こるのは、

☑リンパ節が多く集まる鎖骨、胸、わきの下、お腹、そけい部の5大リンパにアプローチし、リンパの流れを改善

☑リンパ管だけでなく、その周りに集まる血管も同時に刺激されるため、大幅に血流がアップ

☑日常生活で使わない筋肉に注目し、体を動かすことが苦手な方でもできて効果が出る動きを研究。効率よく、固くなったリンパ管、血管を柔らかくし、ぐんぐん流れる体になるから

今、あなたが80歳で、40年以上抱える慢性的な不調があっても諦めないでください。何歳からでも、血流リンパストレッチを続ければ必ず体はよみがえりますよ！

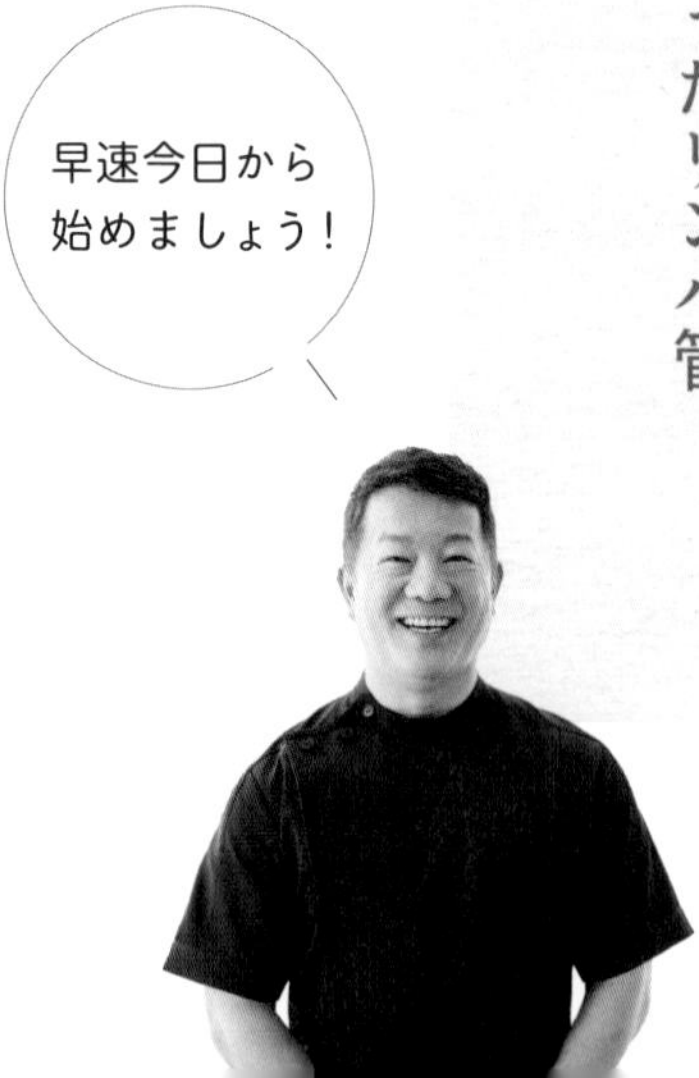

もくじ

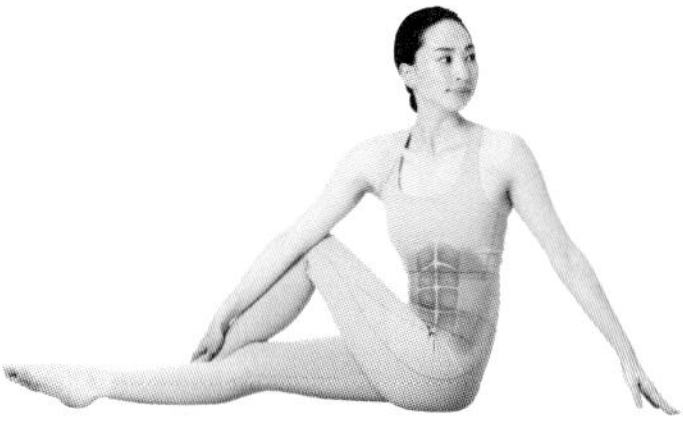

本書の見方

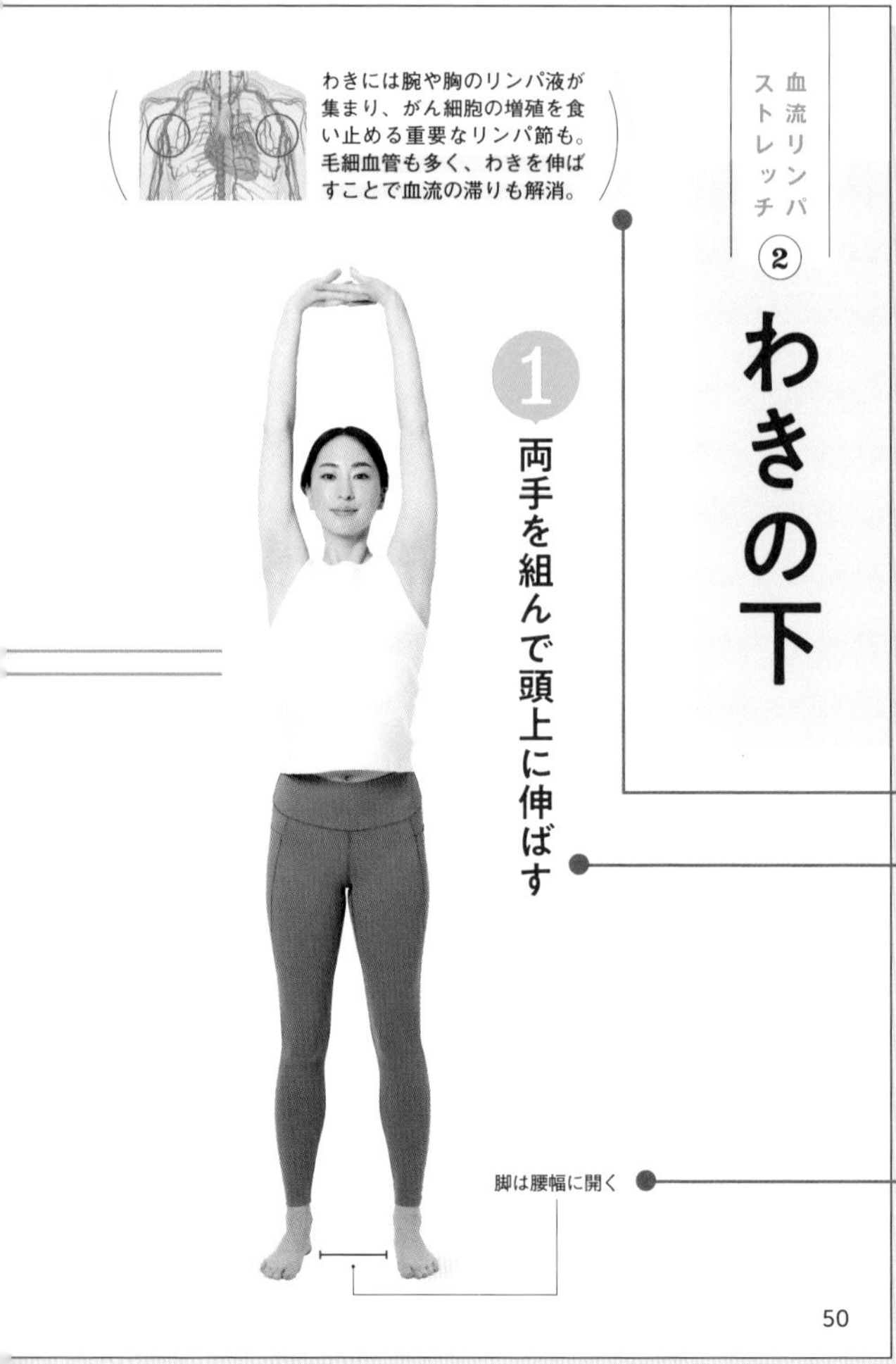
血流リンパストレッチ ②

わきの下

わきには腕や胸のリンパ液が集まり、がん細胞の増殖を食い止める重要なリンパ節も。毛細血管も多く、わきを伸ばすことで血流の滞りも解消。

1 両手を組んで頭上に伸ばす

脚は腰幅に開く

50

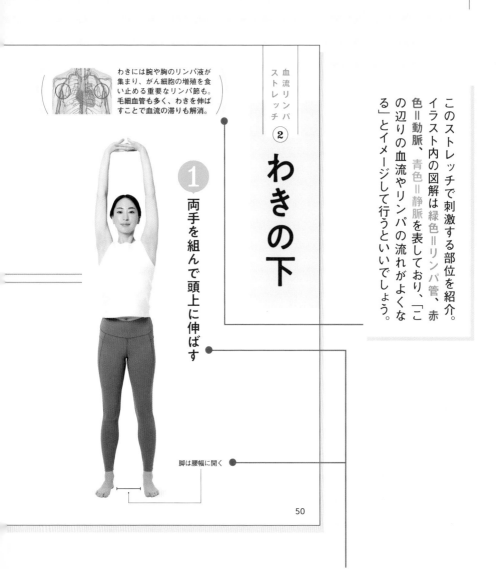

このストレッチで刺激する部位を紹介。イラスト内の図解は緑色＝リンパ管、赤色＝動脈、青色＝静脈を表しており、「この辺りの血流やリンパの流れがよくなる」とイメージして行うといいでしょう。

ストレッチの内容や、より効かせるためのポイントを紹介しています。

2章 基本の血流リンパストレッチ

２章では本書オリジナルメソッドとして、血管とリンパ管を柔らかくし､大量に流れる体をつくるストレッチを紹介します。

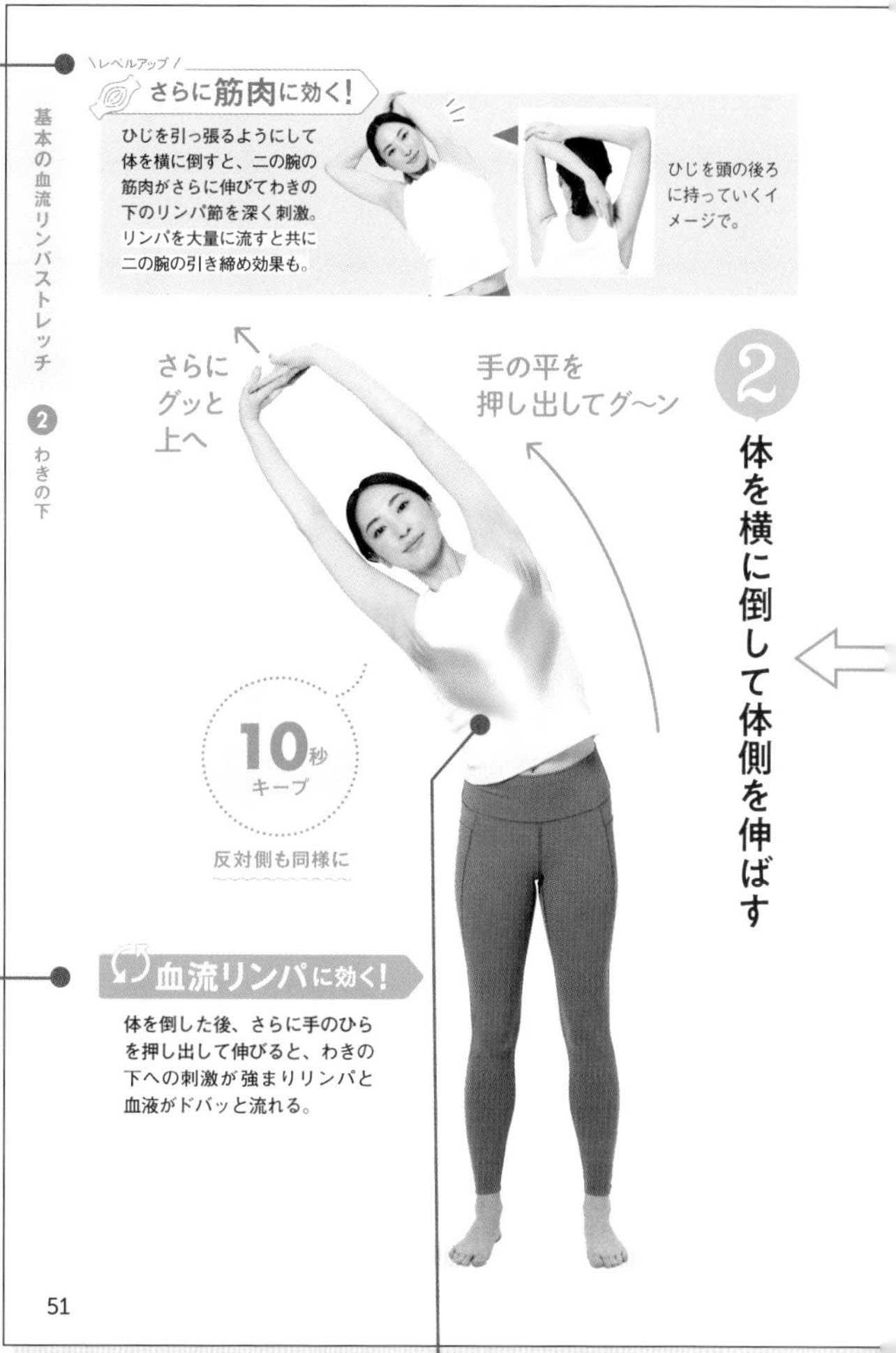
基本の血流リンパストレッチ
2 わきの下
レベルアップ
さらに筋肉に効く!
ひじを引っ張るようにして体を横に倒すと、二の腕の筋肉がさらに伸びてわきの下のリンパ節を深く刺激。リンパを大量に流すと共に二の腕の引き締め効果も。
ひじを頭の後ろに持っていくイメージで。
さらにグッと上へ
手の平を押し出してグ～ン
2
体を横に倒して体側を伸ばす
10秒キープ
反対側も同様に
血流リンパに効く!
体を倒した後、さらに手のひらを押し出して伸びると、わきの下への刺激が強まりリンパと血液がドバッと流れる。
51

筋力を上げるためのレベルアップバージョンは、さらに筋肉に負荷がかかってリンパや血液の流れもますますよくなります。基本のストレッチに慣れてきたら挑戦してみましょう。

ストレッチの動きによってどのように体の部位に作用し、リンパと血液の流れが促されるのかを解説しています。

ストレッチによって刺激される筋肉を表しています。「このあたりの筋肉を使っている」と理解して行うことで、効果が高まります。

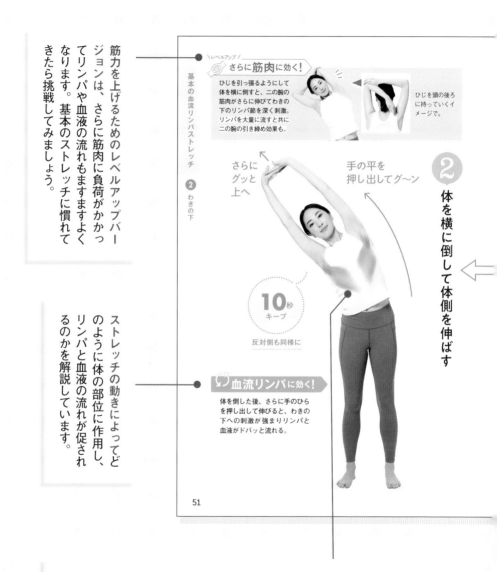

不調の原因や、このストレッチによって改善する理由を説明しています。右と左ページ２つのストレッチを合わせて行うことで、効果が出やすくなります。

このストレッチで改善、予防できる不調や症状。

不調
1

高血圧

胸のストレッチ

体を反らせて固まりやすい呼吸筋をストレッチ。筋肉と血管が同時に柔軟性を取り戻し、衰えていた心臓のポンプ作用を正常に。

1 両手を背中で組み、軽く下に引っ張る

2 頭を後方に倒し、胸を張る

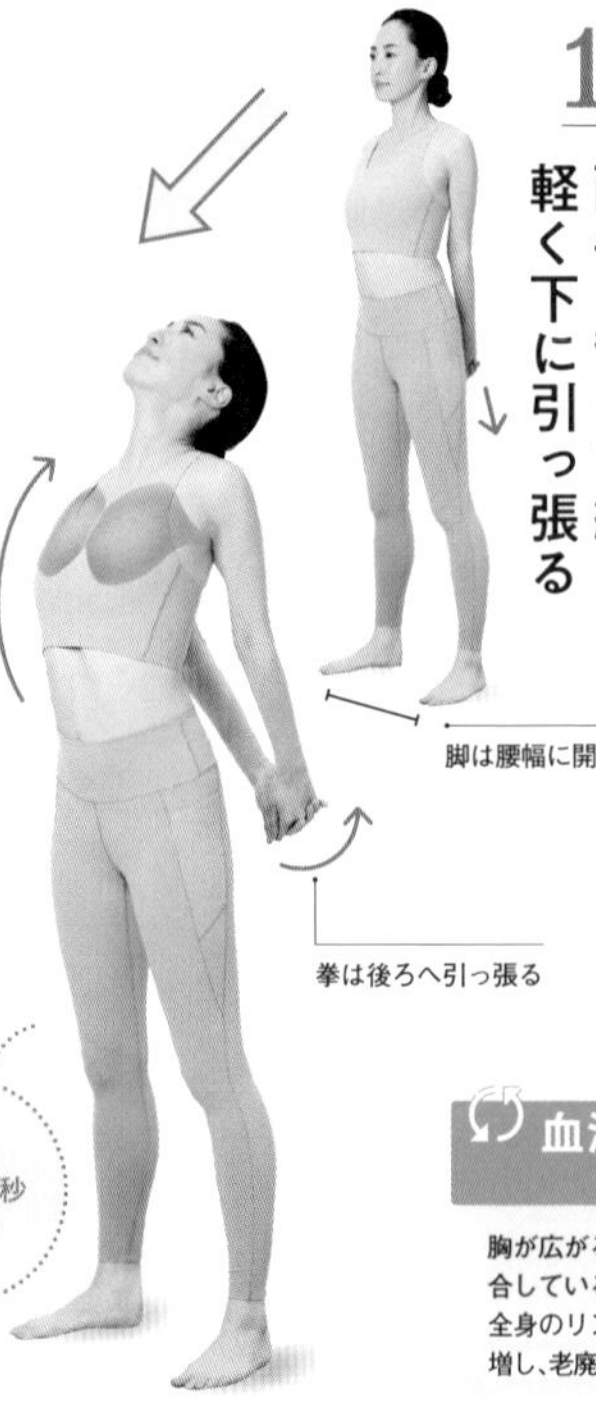

10秒キープ

血流リンパに効く!

胸が広がることで、リンパ節が集合している胸管のリンパが流れ、全身のリンパ液を吸い上げる力が増し、老廃物を流す効果が高まる。

60

２章と同様、「血流リンパに効く」「筋肉に効く」の２パターンがあります。それぞれ、体の部位にどのように働きかけることでリンパと血液の流れをよくしたり、筋力アップに役立つのかを解説しています。

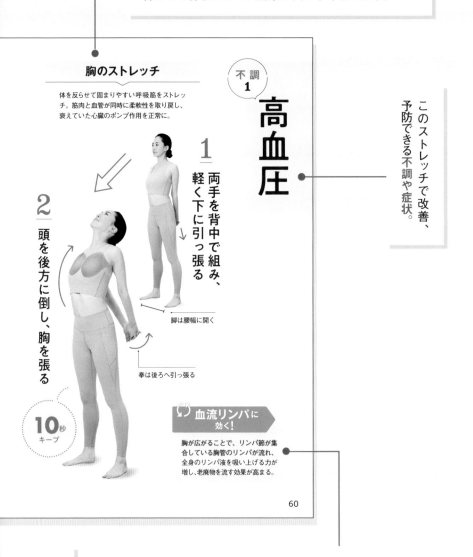

3章 不調別血流リンパストレッチ

3章では多くの人が抱えている不調を取り上げて、
それを解消するための血流リンパストレッチを紹介します。

不調の解消に効くツボも紹介。ストレッチと合わせて行うとより効果を感じられるでしょう。

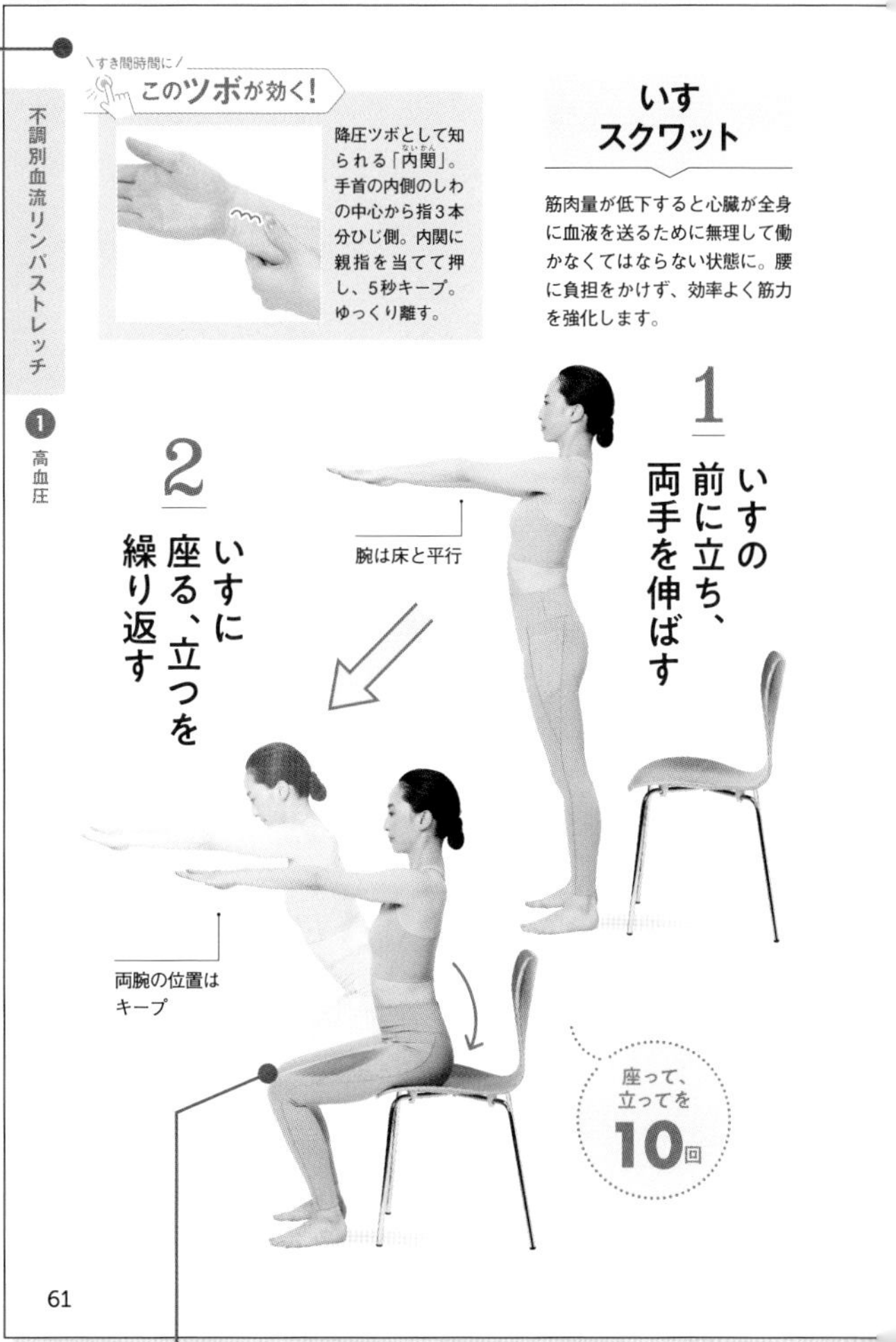

不調別血流リンパストレッチ
❶ 高血圧
＼すき間時間に／
このツボが効く！
降圧ツボとして知られる「内関《ないかん》」。手首の内側のしわの中心から指3本分ひじ側。内関に親指を当てて押し、5秒キープ。ゆっくり離す。
いす スクワット
筋肉量が低下すると心臓が全身に血液を送るために無理して働かなくてはならない状態に。腰に負担をかけず、効率よく筋力を強化します。
1 いすの前に立ち、両手を伸ばす
腕は床と平行
2 いすに座る、立つを繰り返す
両腕の位置はキープ
座って、立ってを10回
61

ストレッチやエクササイズでは、主にその不調につながる原因となっている部位を刺激します。その動きによって刺激される筋肉を確認することで、効果が出やすくなります。

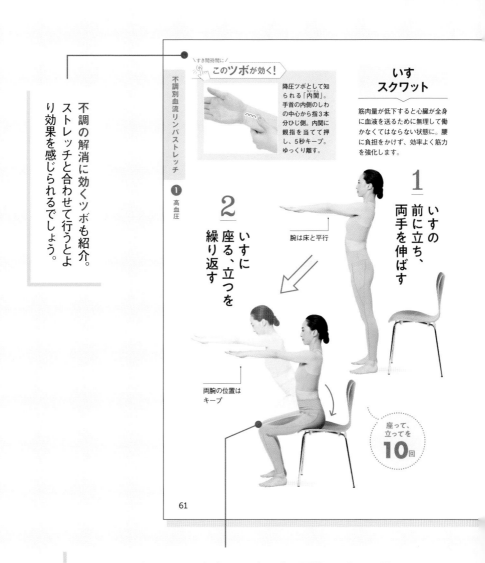

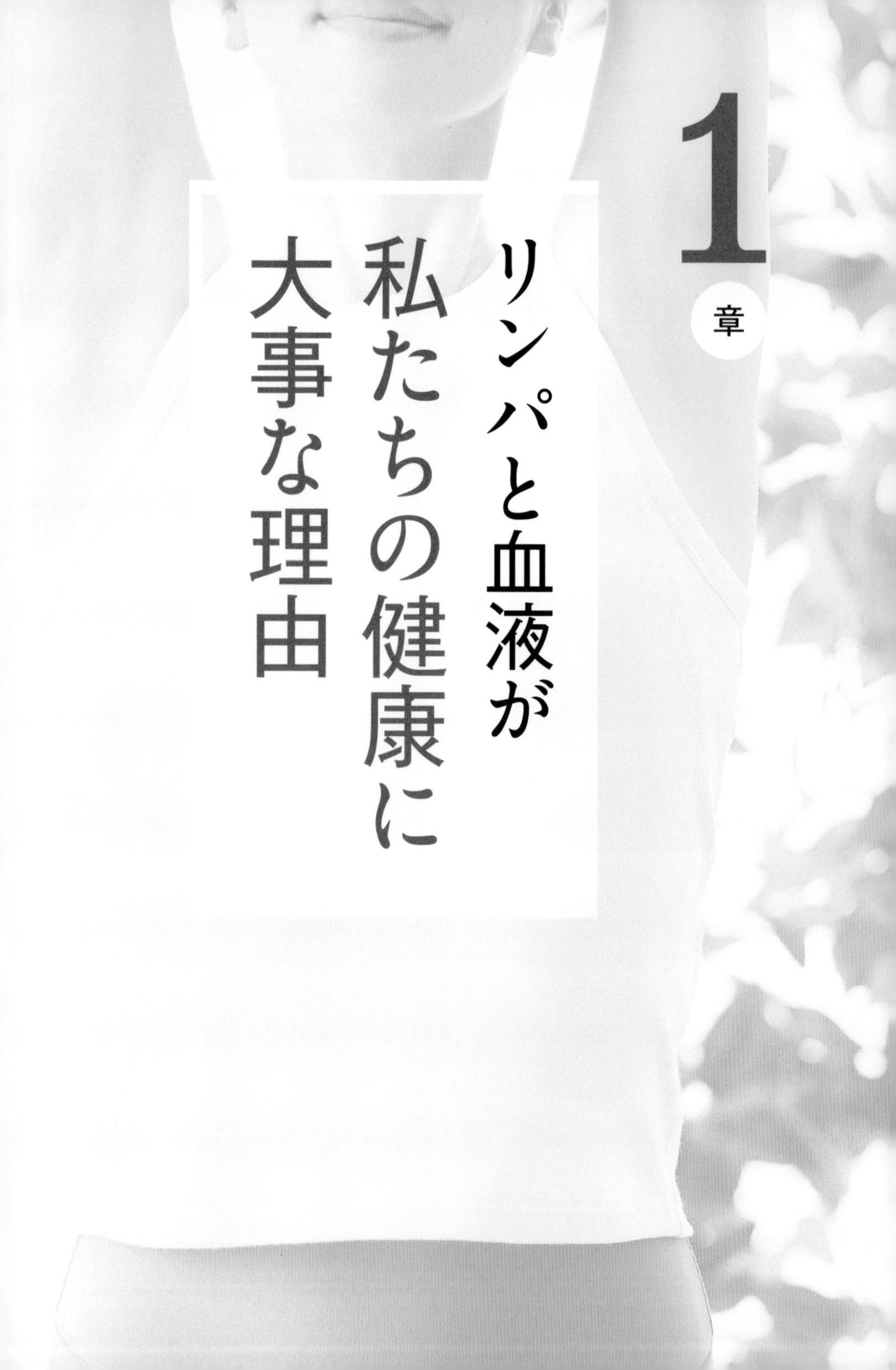

1章

リンパと血液が私たちの健康に大事な理由

私たちの健康に大きな影響を及ぼすリンパと血液。
それらは私たちの生命活動を支える根幹と言ってもいいでしょう。
この章では、リンパと血液が体内でになっている役割や、
不調のない健康な体とどのように関わっているのかを見ていきます。
その理由を知ることで、なぜ本書で提案している
「血流リンパストレッチ」が体の機能を高め、不調を解消することにつながるのか、
理解することができるでしょう。

理由 1

リンパと血液は協力し健康を守っている

◉流れがいいと不調知らずで、見た目も若々しい

リンパも血液も常に私たちの全身を流れながら、体を元気で健康な状態に保ってくれています。それぞれの流れがいい状態だと老廃物や細菌がしっかり排出されて、全身に酸素や栄養が行き渡るので、肩こりや腰痛といった不調もなく、脂肪が蓄積しにくい体に。肌もハリがあり、見た目も若々しく、美しくなります。

リンパと血液の働きや役割は異なりますが、一方で協力関係にもあります。それは**血液が細胞に栄養を届け、過剰になった栄養素をリンパ管が回収**

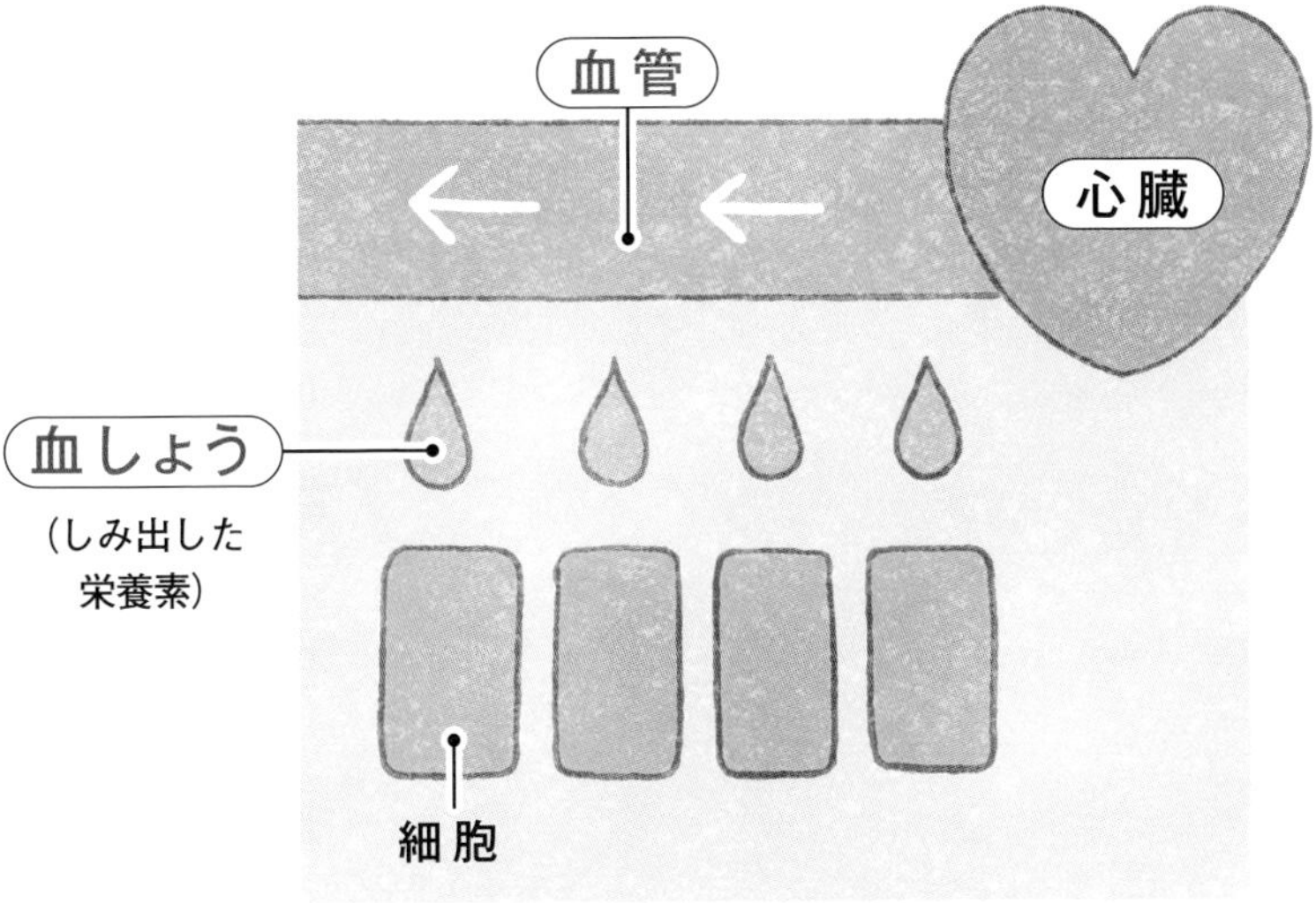

血液は心臓のポンプ機能によって全身を循環している。心臓の収縮で血管から「血しょう」がしみ出して細胞に栄養が届く。

するというもの。そのためリンパ管と血管は並行して走っていて、血管の周りには細胞が満たされています。

血管には小さな穴が空いていて、そこから様々な栄養が含まれた「血しょう」がにじみ出すことで細胞に栄養を送っています。

その量が過剰になったら、余分な栄養素をリンパ管が回収すると同時に、人体に有害な老廃物や細菌、がんの元となる腫瘍細胞なども一緒に取り除きます。

そうやって有害物質をリンパ節でろ

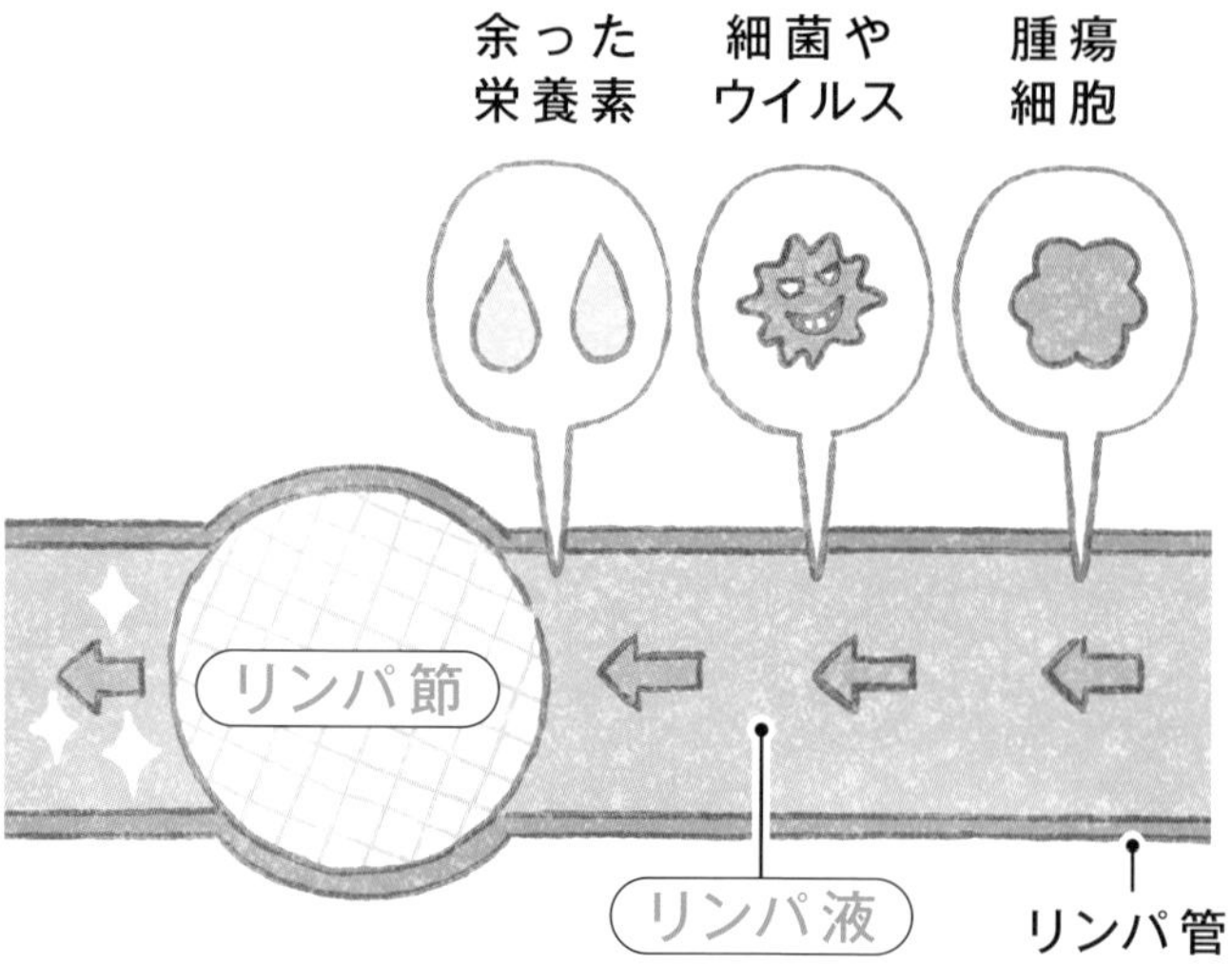
余った
栄養素
細菌や
ウイルス
腫瘍
細胞
リンパ節
リンパ液
リンパ管

血管からしみ出た余分な栄養素をリンパ管が回収。リンパ節でウイルスや腫瘍細胞なども取り除かれる。

過して取り除き、クリーンな状態にして、栄養素だけを心臓へ戻しているのです。

血管は心臓を起点に全身を循環していますが、リンパは心臓に向かって一方通行で流れています。

◉血液は心臓、リンパは筋肉のポンプ作用で流れる

血液は心臓が拍動するポンプ機能によって血管の中を勢いよく流れますが、リンパにはそういったポンプ機能がありません。リンパ管に流れ込むリンパ液自体も少ないため、リンパの流れは血液と比べてとてもゆるやかです。

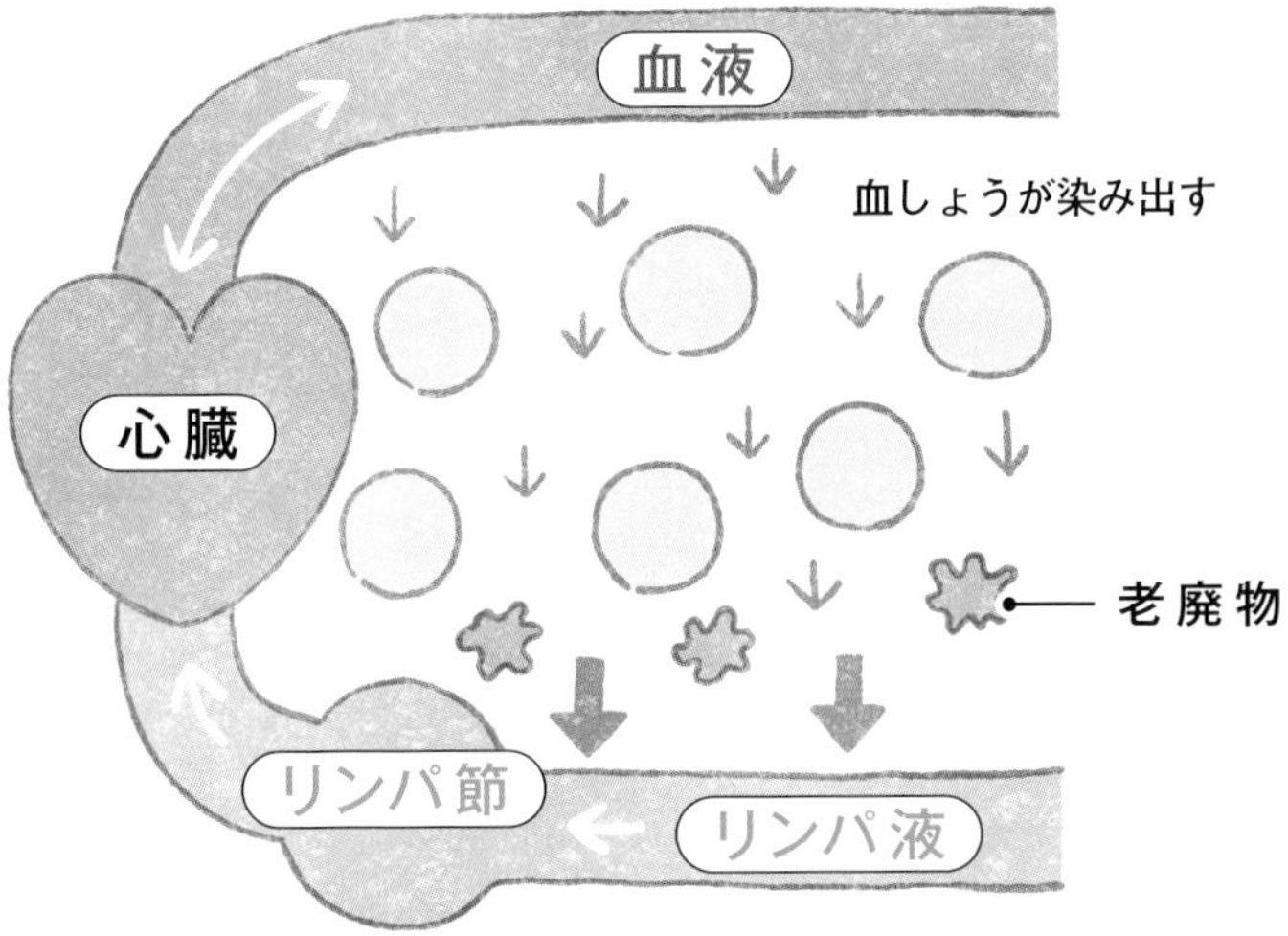
血液
血しょうが染み出す
心臓
老廃物
リンパ節
リンパ液

血液とリンパの関係を一つにまとめて表すと、このようなイメージに。お互いが協力し合って、私たちが日々健康で過ごせるように体を整えてくれている。

そんなリンパを流すポンプの役割を果たしているのが、全身の筋肉です。リンパ管の周囲にある筋肉を動かすことによってリンパ管が刺激され、リンパ液が流れるという仕組みになっています。

そのため年齢を重ねるごとに体を動かす機会が減ることは、そのまま全身のリンパの流れの悪化につながります。それを解消するために、日頃使っていない筋肉を効率よく使うことができる、本書の「血流リンパストレッチ」が役立つのです。

理由 2

リンパの免疫機能が病原体を撃退する

◉体に侵入した細菌やウイルスと戦う防御システム

まずはリンパの重要な働きについて見ていきましょう。リンパはリンパ管、リンパ液、リンパ節から成ります。リンパ管は頭や手足の先など体の末端から始まって全身に網目状に張り巡らされています。その中を心臓に向かってリンパ液が流れています。

リンパの一つ目の大事な役割が「**免疫機能**」。心臓へ向かう途中に関所のような役目を持つリンパ節があります。全身に８００か所もあり、特に鎖骨、わきの下、胸、お腹、そけい部などに集中しています。**リンパ節内には**

細菌やウイルス、腫瘍細胞を撃退する〝最強の白血球〟と言われるリンパ球がいます。そして残骸処理を行っているのがマクロファージです。心臓がんがないのは、心臓に到達するまでにすべての腫瘍細胞が全身のリンパ節で食い止められるからです。

リンパの免疫機能が正常に働いていれば体は健康に保てますが、リンパの流れが滞るとこの力が低下。侵入したウイルスに負けて風邪を引きやすくなったり、病原体が体に蓄積して不調が出やすくなるのです。

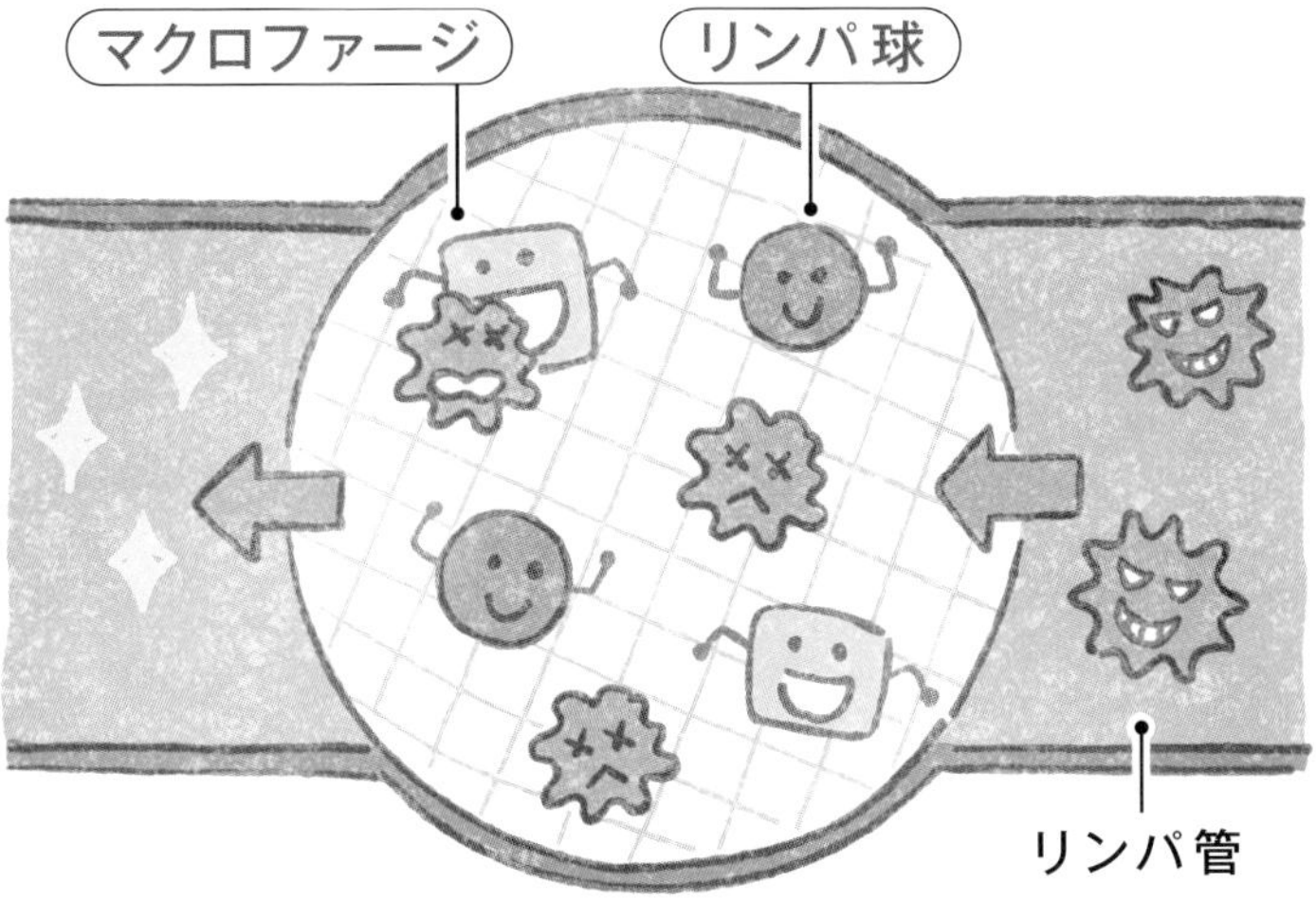

理由 3

リンパの浄化機能で体がキレイに

◉細胞内の有害物質をろ過する

リンパのもう一つの大事な役割が「浄化機能」。細胞の周りにはアミノ酸やビタミンなどの栄養素のほかに、体内で発生するアンモニアや尿酸といった老廃物があります。そうした**老廃物は量が多くなると人体にとって有害になるため、全身のリンパ節を通るたびに取り除かれ、クリーンな状態にして**栄養素だけを心臓に戻しています。リンパの流れが滞って老廃物が体内に溜まると疲れを感じたり、体がむくんだり、放っておくと重篤な病気に進行する恐れもあります。

◉認知症予防にもリンパが活躍

さらに見逃せないのが、リンパには**睡眠中に脳内を洗浄する**という大事な働きもあるということ。脳の周りを覆っている液体「脳脊髄液《のうせきずいえき》」はリンパの一種で、寝ている間に脳細胞に流れ込んでβ《ベータ》アミロイドタンパク質を回収します。認知症はβアミロイドタンパク質が溜まり、それにより脳の働きが阻害されることが原因の一つであるため、**リンパの脳内洗浄の働きは認知症を予防する役目を果たしています**。この作業は日中も行われているものの睡眠中は10倍活発に働いているため、健康で長生きするには睡眠が不可欠と言えるでしょう。

また、全身を流れているリンパも睡眠中に体内の疲労物質や有害物質を回収したり、余分な水分を回収し、健康を維持する働きをになっています。リンパの力を最大限引き出す意味でも、**睡眠は7時間以上とってください**。

理由 4

深部リンパを流して不調を治す

◉リンパが将来の病気から体を守っている

リンパには浅いリンパ（浅部リンパ）と、深いリンパ（深部リンパ）があります。手や足先の毛細リンパ管から始まり、この毛細リンパ管が他のリンパ管と何度も合流を繰り返し、リンパ節が集まる関節など、体の深いところに位置するリンパ本幹へと流れていきます。深部リンパは筋肉の奥深くを流れており、大量の老廃物を排出し、不調の解消や健康維持のために効果的。本書の血流リンパストレッチでは浅いリンパだけでなく、深部リンパにも働きかけるため、不調の大元を取り除くことができるのです。

深部リンパ

不調の解消や病気の予防、ダイエットに！

体の深部を流れるリンパで、筋肉の奥深く、骨の近くを通って内臓に絡みつくように張り巡らされている。深いところにあるため、なでたりさすったりする程度では刺激できない。筋肉を動かすことで刺激され、流れが促される。

流れが悪くなると…

- 疲れやすい
- 老廃物がたまって病気の原因に
- 余分な脂肪やぜい肉がつく

浅部リンパ

美容に効果大！

皮膚の2～3mm下を流れている。一般的なリンパマッサージは浅部リンパ管にアプローチするもの。皮膚の浅い場所にあるため、手のひらでゆっくりさする程度のやさしい圧でOK。

流れが悪くなると…

- 老化が早まる
- 肌のシミやくすみ、シワ、たるみの原因に
- 肌が荒れる

理由 5

血液が細胞に栄養や酸素を届ける

◉血液が私たちの健康を支えている

次に血液について見ていきましょう。血液は心臓をスタート地点に、収縮と拡張を繰り返す心臓のポンプ作用によって全身に送られます。動脈という太い血管から始まり、毛細血管を通って栄養素や酸素を全身の細胞に運んでいます。私たちの体は約37兆個の細胞でできていますから、一つひとつの細胞に栄養や酸素を届けているのが血液だと考えると、まさに血液が私たちの**健康の基盤**を作っているといえるでしょう。

動脈を通って細胞に栄養素などを届けたあと、今度は各細胞の老廃物や二酸化炭素を回収しながら静脈を通って心臓に戻り、「心臓ー動脈ー全身の細胞ー静脈ー心臓」というルートで常に全身を循環しています。リンパでは老廃物を回収したあと、リンパ節でろ過しますが、血液では腎臓を通った際に老廃物だけを尿として排出しています。血液とリンパ液のダブルでチェックしているため体は常にクリーンに保たれているのです。

高血圧の方は病院で「降圧剤」を処方されますが、近年の研究では一度に20以上血圧を下げてしまうと血流が悪くなり、脳への酸素も届かなくなり、脳卒中や認知症になるリスクが高くなるということがわかっています。年齢が高くなれば、筋肉や血管が硬くなり、それによって血圧も上がります。たしかに薬を飲めば血圧は下がりますが、筋肉や血管の硬さがそのままでは根本の解決にはならず病気のリスクはそのままです。

薬に頼らず血圧を下げる方法が「血流リンパストレッチ」。この体操で筋肉や血管が柔らかくなれば心臓の圧も緩やかになり、自然と血圧も下がります。

理由 6

筋肉を動かすだけで血管も若返る！

◉マイオカインは別名〝若返りホルモン〟

筋肉を使うことは深部のリンパを刺激し、老廃物を流すことにつながるとお話ししましたが、血流にも影響します。というのも、筋肉を使う、いわゆる筋肉を伸ばしたり縮めたりすることによって、「今、筋肉を使っているから血流をよくしてね」という司令が脳から出て、マイオカインというホルモンが分泌されます。マイオカインが分泌されると血管内が刺激され、NO《エヌオー》（一酸化窒素）が出ます。NOは血管を柔らかくし、修復までしてくれます。柔らかい血管には多くの血液が流れるようになります。酸素や栄養を含んだ

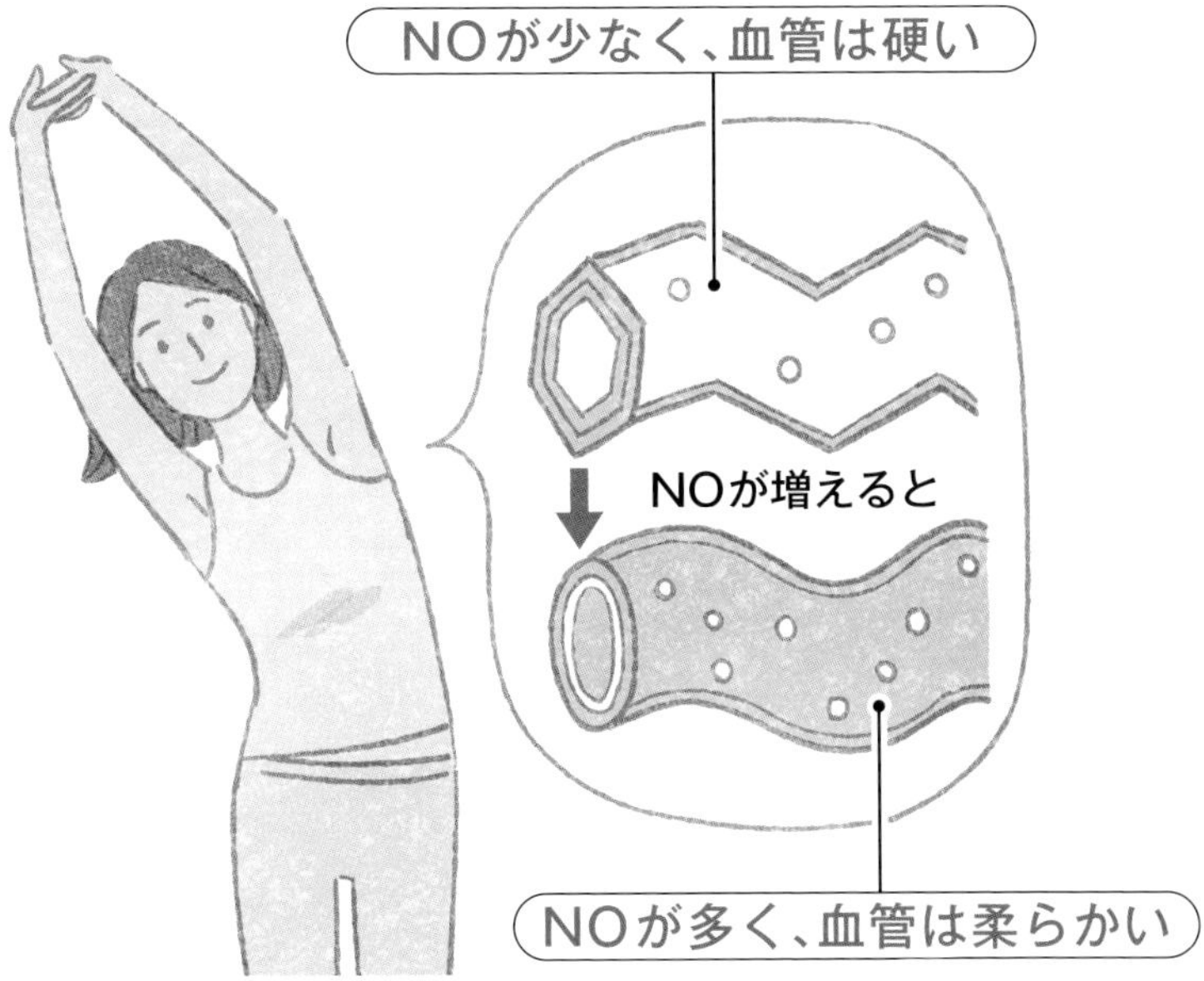
NOが少なく、血管は硬い
NOが増えると
NOが多く、血管は柔らかい

血液が全身の細胞にしっかり届く上、心筋梗塞や動脈硬化など血管系疾患の予防にもつながるのです。

また、マイオカインは若返りホルモンとも言われる、筋肉から分泌される生理活性物質です。**脂肪を分解する、認知症予防、血糖値を下げる、血圧を下げる、神経の伝達がよくなる、免疫力アップ、がん細胞の抑制**などの効果があることがわかっています。

本書の血流リンパストレッチでは、普段使わない筋肉を刺激することで、この作用をより効率よく促すのです。

理由 7

動きのクセでリンパ、血液の流れが悪くなる

◉同じ筋肉しか使わないと体が省エネになってしまう

リンパと血流をよくすることは、私たちが健康で長生きするために不可欠ですが、これらの流れを悪くする大きな要因が長年染み付いた動きのクセ。私たちは年を重ねるごとに、自分の体にとってラクな動きしかしなくなります。「私は歩いているから大丈夫」という人がいますが、実はウォーキングで平坦な道を歩いてもあまり筋肉に負荷はかかっていません（P103参照）。

ラクな動きしかしない＝どんどん省エネの体になるということ。すると体の可動域が挟まって筋肉や関節の動きが悪くなり、筋肉に囲まれている血管

やリンパ管も硬くなり、流れが悪くなります。その結果、細胞に栄養や酸素が届かず、老廃物が体内に溜まり、痛みが長引いたり、疲れを感じやすくなったり、生活習慣病につながったりするのです。また、毎日同じ筋肉しか使わない＝使っていない筋肉が増えるということなので、それもリンパや血液の流れを悪くしてしまいます。例えばそけい部はリンパ節がある重要な箇所ですが、股関節を回すような動きを多くの人は日常生活で行いません。そのため股関節が硬くなり、リンパの流れも悪くなります。

今、痛みが出ている部位はリンパも血流も悪い証拠。そうした部位に少しの刺激が加わるだけで体は目覚め、リンパや血液の滞りが解消されます。筋トレのようにハードな運動をする必要はありません。特にリンパと血液の流れを促進する重要な部位（鎖骨、わきの下、胸、お腹、そけい部）を動かすだけでＯＫなのです。早速、次の章から血流リンパストレッチを行って今ある不調をすばやく解消し、一生病気にならない体を作っていきましょう。

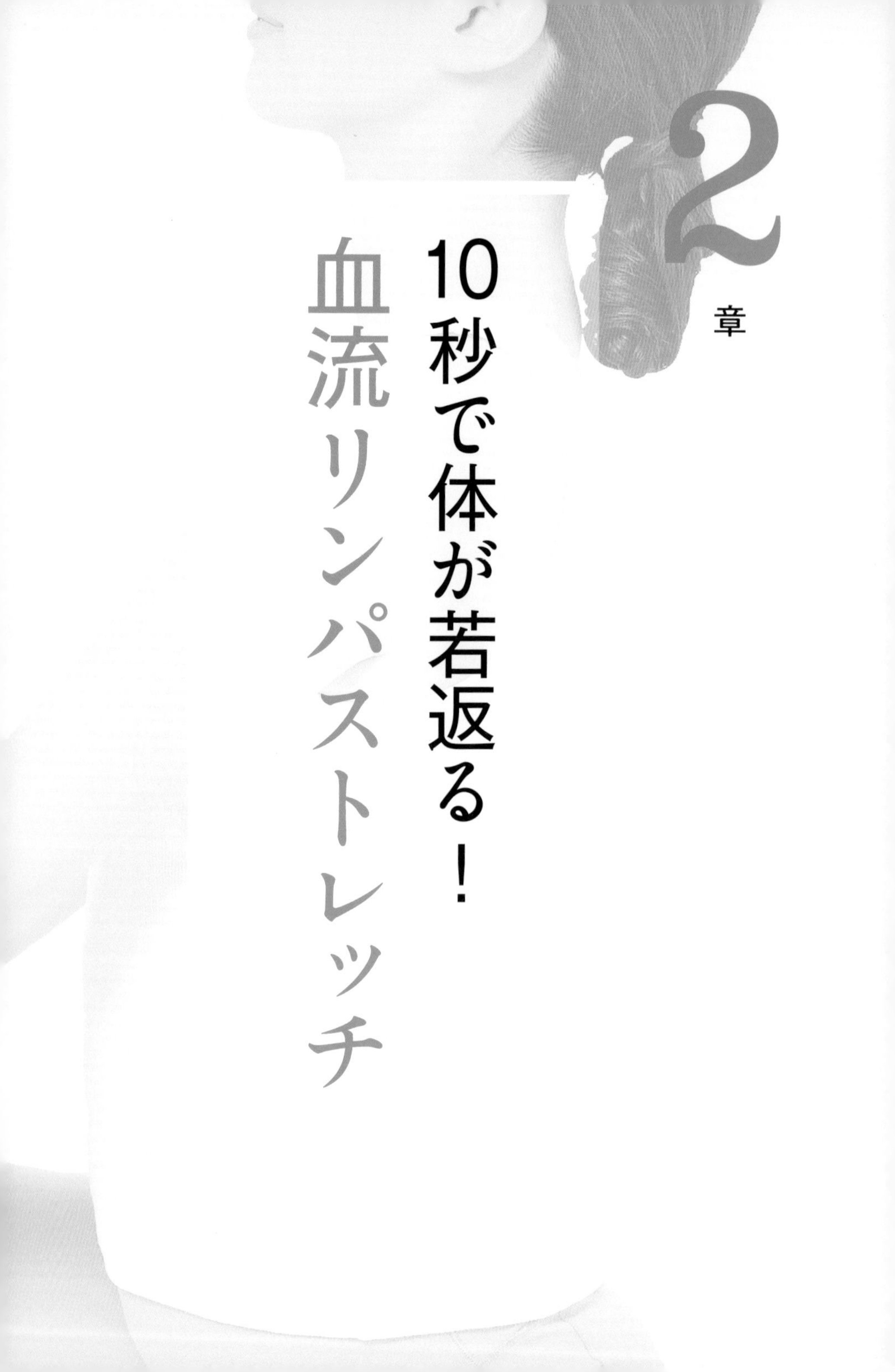

2章

10秒で体が若返る！血流リンパストレッチ

この章では、血液とリンパの流れが一気によくなる
「血流リンパストレッチ」をご紹介します。
リンパ節が集まる部位に注目した5つのストレッチで、
周囲の血管も同時に刺激。合わせて、普段使っていない筋肉を使うことで、
効率よく血液とリンパの流れを促すことができます。
激しい運動ではありませんが、毎日行うことで、
無理なく全身の筋肉を鍛えることもできますし、
普段運動しない人にとっては十分な筋肉トレーニングにもなるので、
一生元気に歩ける体作りにも役立ちます。

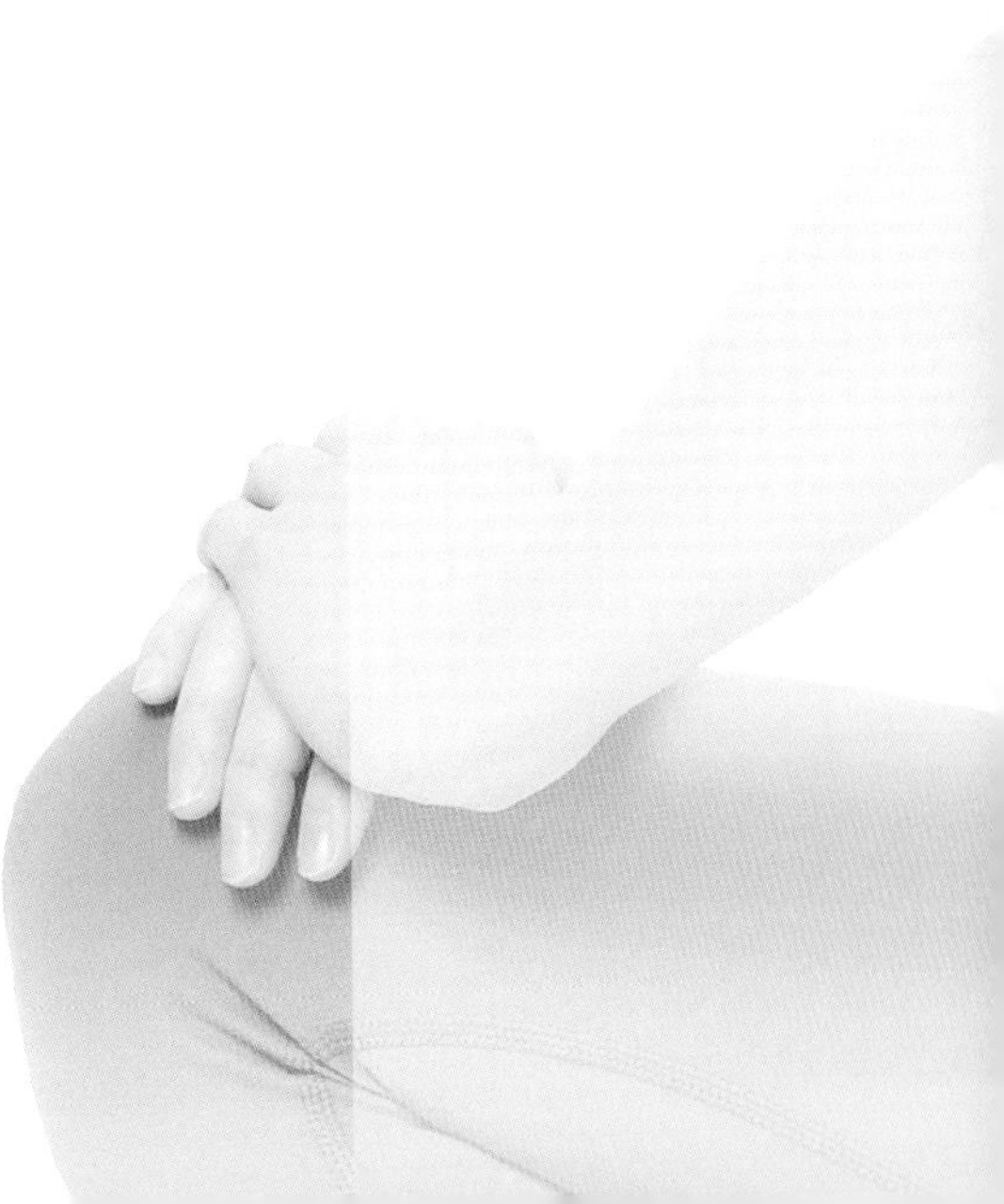

FEATURES

10秒のばすだけ！

血流リンパストレッチの特徴

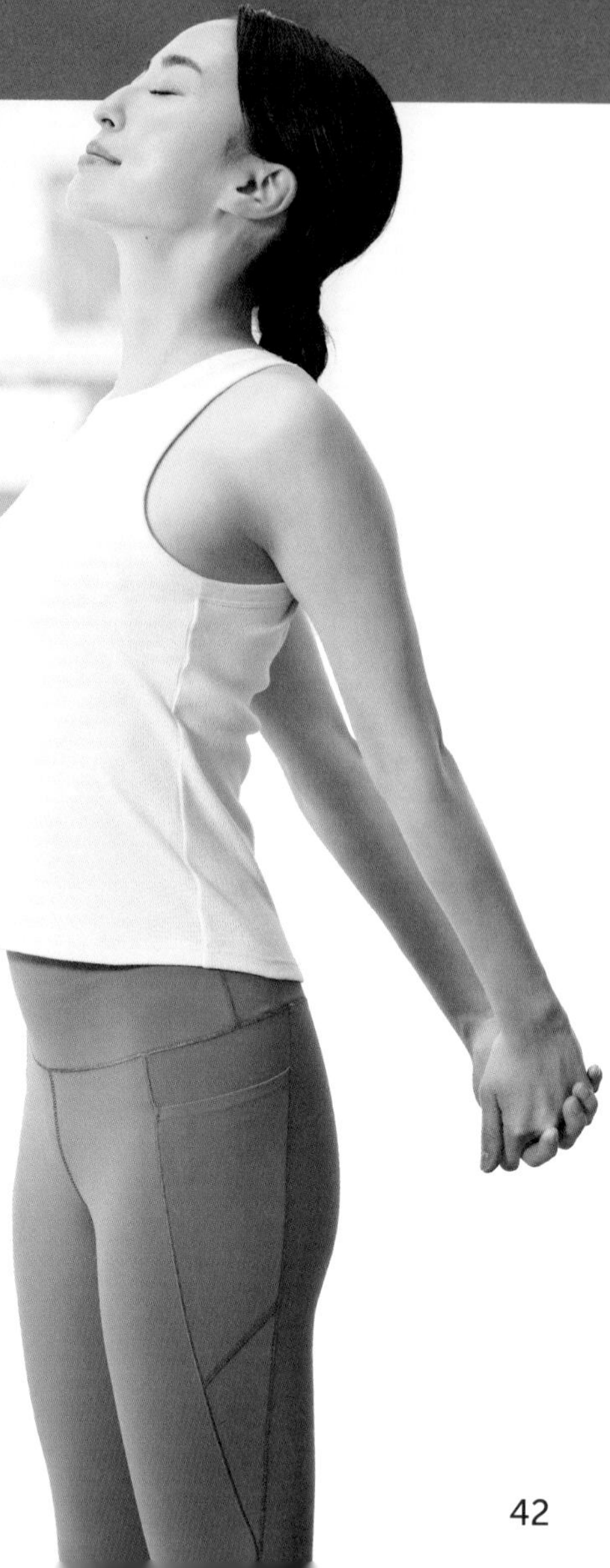

このストレッチでターゲットにしているのは、**鎖骨、わきの下、胸、お腹、そけい部の5か所のリンパ節**。ここは手足など末梢から出発したリンパ液が集まり、老廃物をろ過してくれる重要な場所。流れをよくすることで**体がデトックスされ、健康効果が高まります**。また、リンパ節の周囲にある動脈や毛細血管も

特徴

1 5大リンパ節を刺激して、リンパ、血液をドバッと流す

2 簡単なのにインナーマッスルも鍛えられる

3 1回10秒、すべて行っても1分ほど！

同時に刺激されるので血流がよくなり、**細胞に新鮮な酸素や栄養が瞬時に届けられます。**また、各ストレッチは日常生活では使われにくい筋肉を動かすように考えられています。10秒間キープすることで**硬くなった筋肉がじっくり伸ばされ、同時にインナーマッスルも鍛えられます。**

血管やリンパ管は筋肉の近くにあるので、筋肉の硬さがとれることで血管やリンパ管も柔軟に、流れがよくなります。

すべて行っても1分程度と短いので、いつでもどこでも場所を選ばずできます。朝起きた後、買い物に行く前、入浴後など行いやすい時間帯に取り入れてください。

POINT

血流リンパストレッチを

行うときのポイント

ゆっくりとしたペースで行う

運動をする習慣がなく、筋肉が硬い場合は勢いをつけて動くのではなく、一つひとつの動きをゆっくり行いましょう。基本的に痛みは体にとってストップのサインです。無理をするとケガにつながることもあるため、痛みを我慢して行うことは控えましょう。

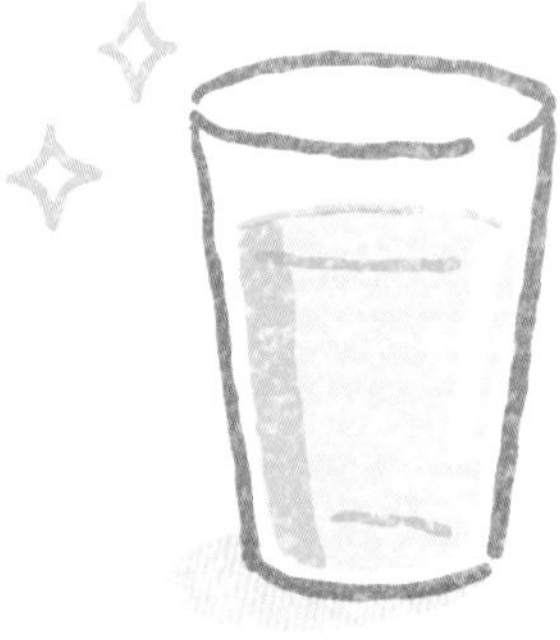

行う前と後に水分補給する

血流リンパストレッチを行う前や後にコップ一杯の水を飲むようにすると、血液が流れやすい状態に。代謝が高まり、汗や尿など老廃物を排出しやすくなります。胃腸を冷やすと血流やリンパの流れが悪くなるので常温のものがおすすめ。

食後すぐに行うのは避ける

血流リンパストレッチを行うと筋肉に多くの血液が送られるようになります。ただし、食後は食べ物を消化するために胃に血液が集まります。その状態でこのストレッチを行うと、胃腸への血流が滞ることに。消化不良の原因になるため、食後1時間はあけるようにしましょう。

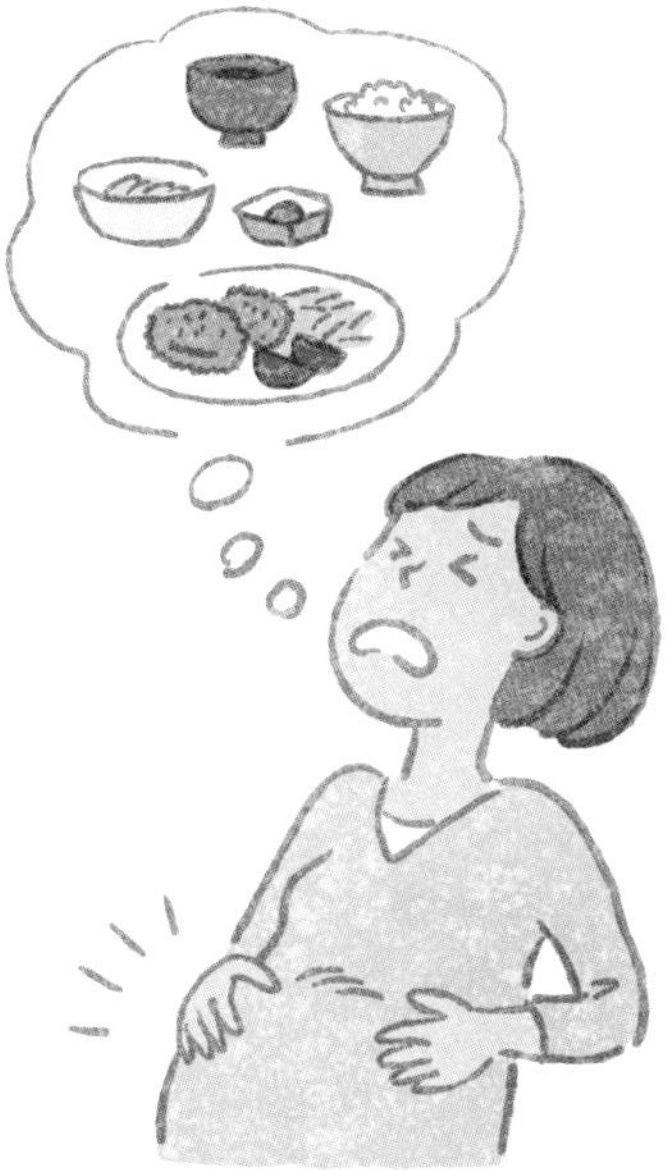

一つでいいので毎日行う

できれば毎日、時間がなければ一つだけでもいいので血流リンパストレッチを行いましょう。続けることで効果が出やすくなります。朝でも昼でも、お風呂上がりでも、どの時間帯でも構いません。ご自分が習慣にしやすいタイミングを見つけてください。

PREPARATION

血流リンパストレッチの準備

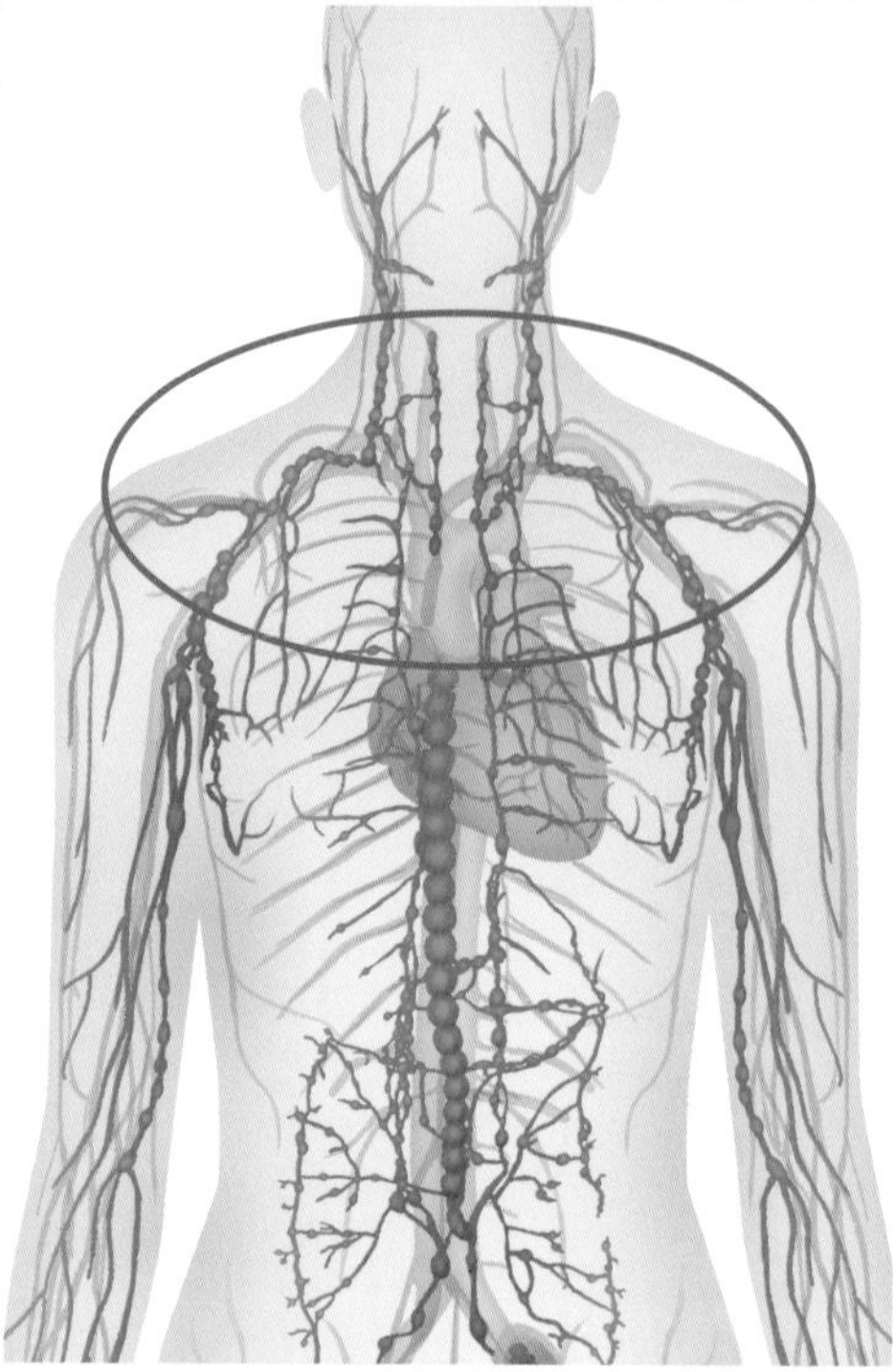

左の鎖骨には「静脈角」という全身のリンパの出口があります。最初にここをマッサージして流れをよくしておくと、この後、血流リンパストレッチを行ったときに巡ったリンパが静脈から心臓に戻りやすくなり、全身のリンパの流れがよくなります。

これから紹介する
基本の血流リンパストレッチ(P48〜)、
3章の不調別血流リンパストレッチ(P60〜)を
行う際は、はじめにこの
「血流リンパストレッチの準備」を行ってください

準備

鎖骨の溝を やさしくさするように 左右にマッサージする

5往復

反対側も同様に

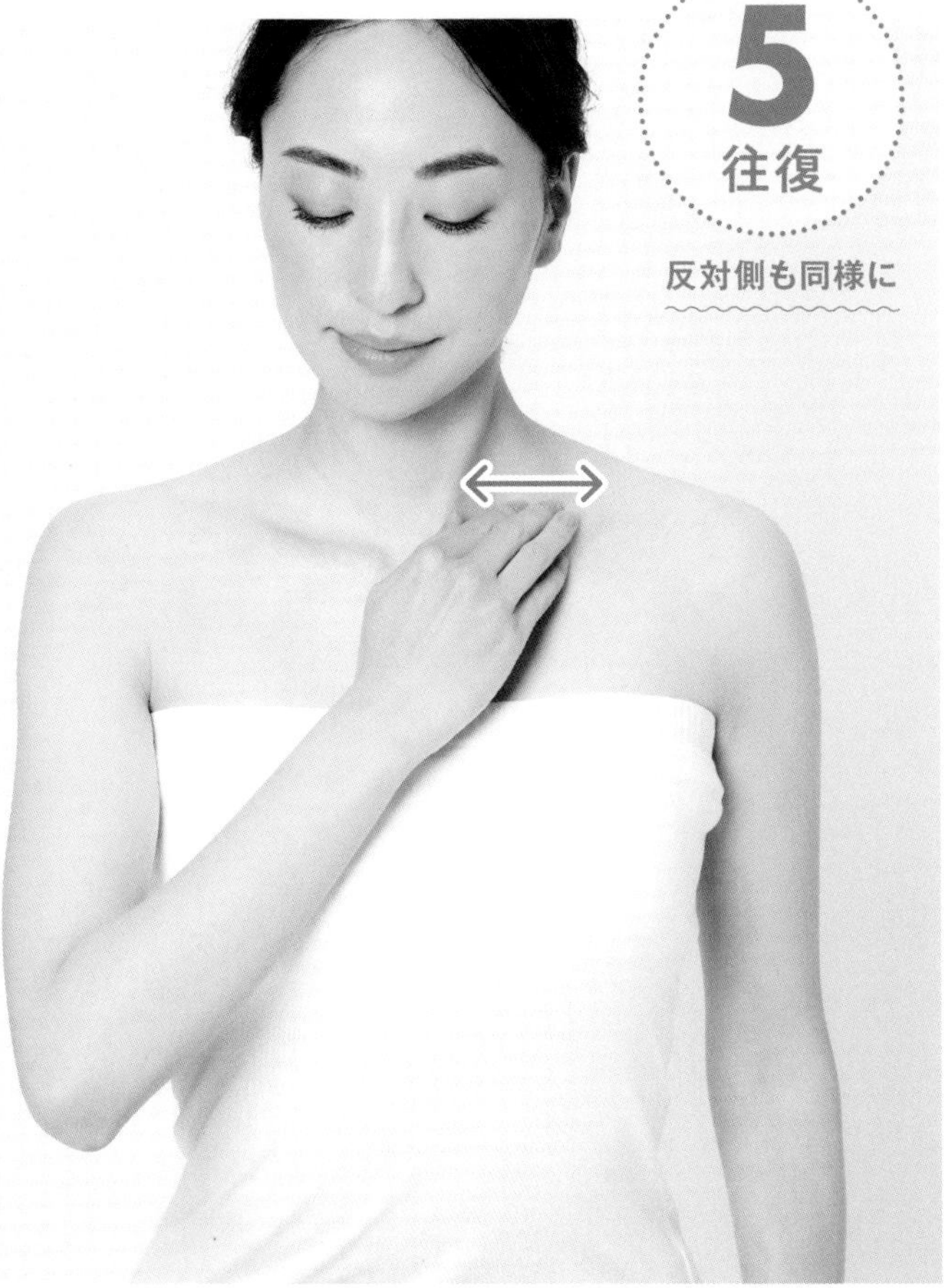

鎖骨

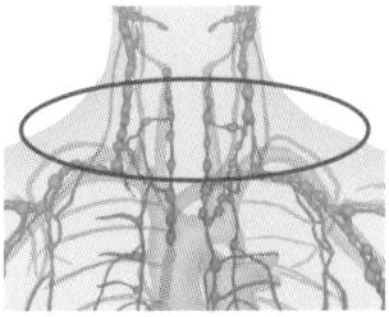

鎖骨の下には左右にリンパ本幹があり、全身のリンパが集まる重要な場所です。鎖骨につながる首の筋肉が固まると流れが滞る原因に。

1 耳の上に右手をのせ、頭を右に倒して首筋を伸ばす

血流リンパに効く！

首の筋肉をストレッチすると首の左右の太いリンパ管が刺激され、首前部のリンパの流れがよくなる。

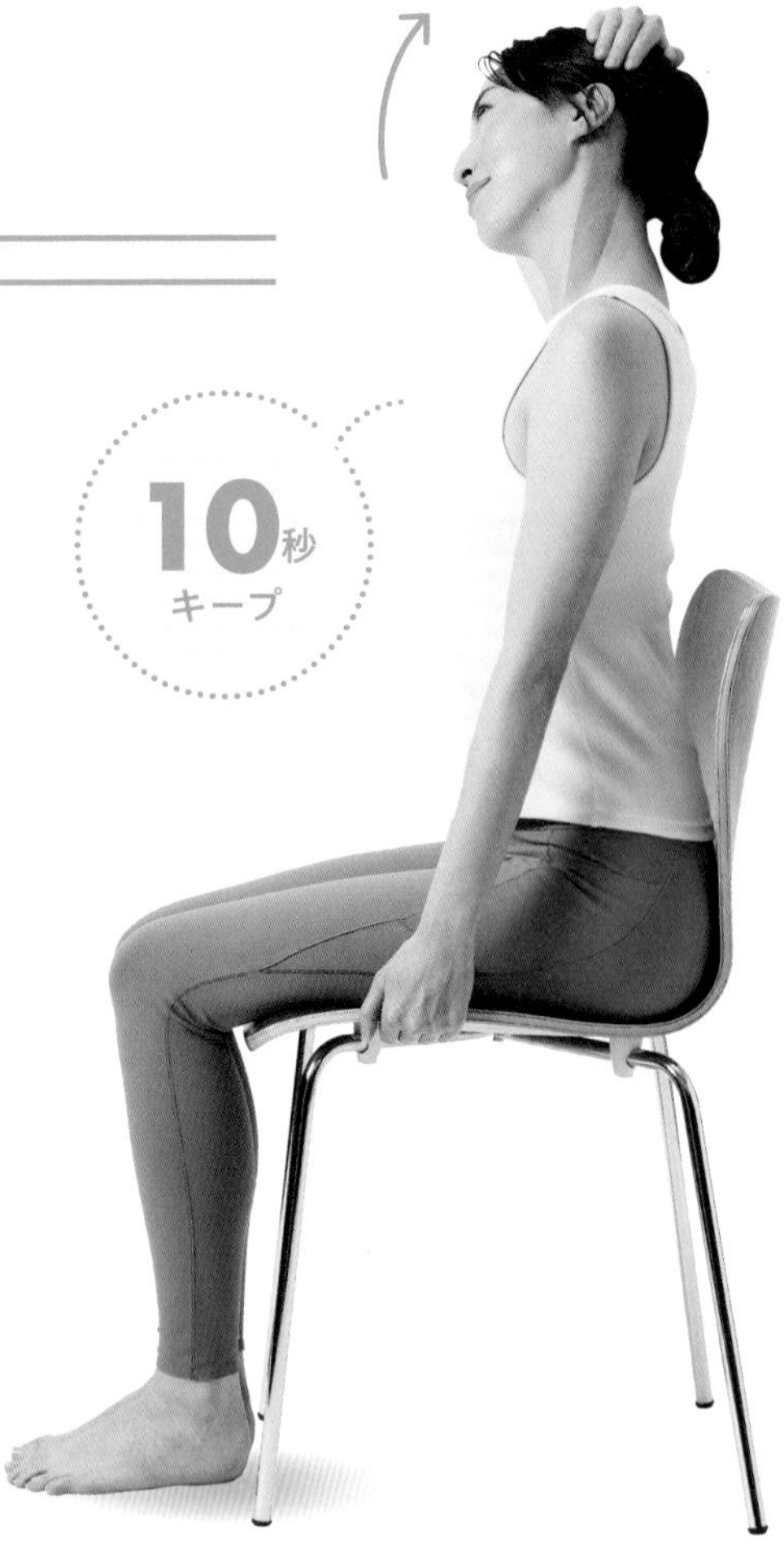

10秒キープ

血流リンパに効く！

いすの座面をつかみ、手を固定することでさらに筋肉を伸ばす力が増して、深部のリンパがしっかり流され、血流も促される。

2 手の位置を耳の後ろにずらし、頭を右斜め前に向かって倒す

血流リンパに効く!

後頭部～背中にかけて伸びる筋肉をほぐすと、首後部のリンパの流れがよくなる。

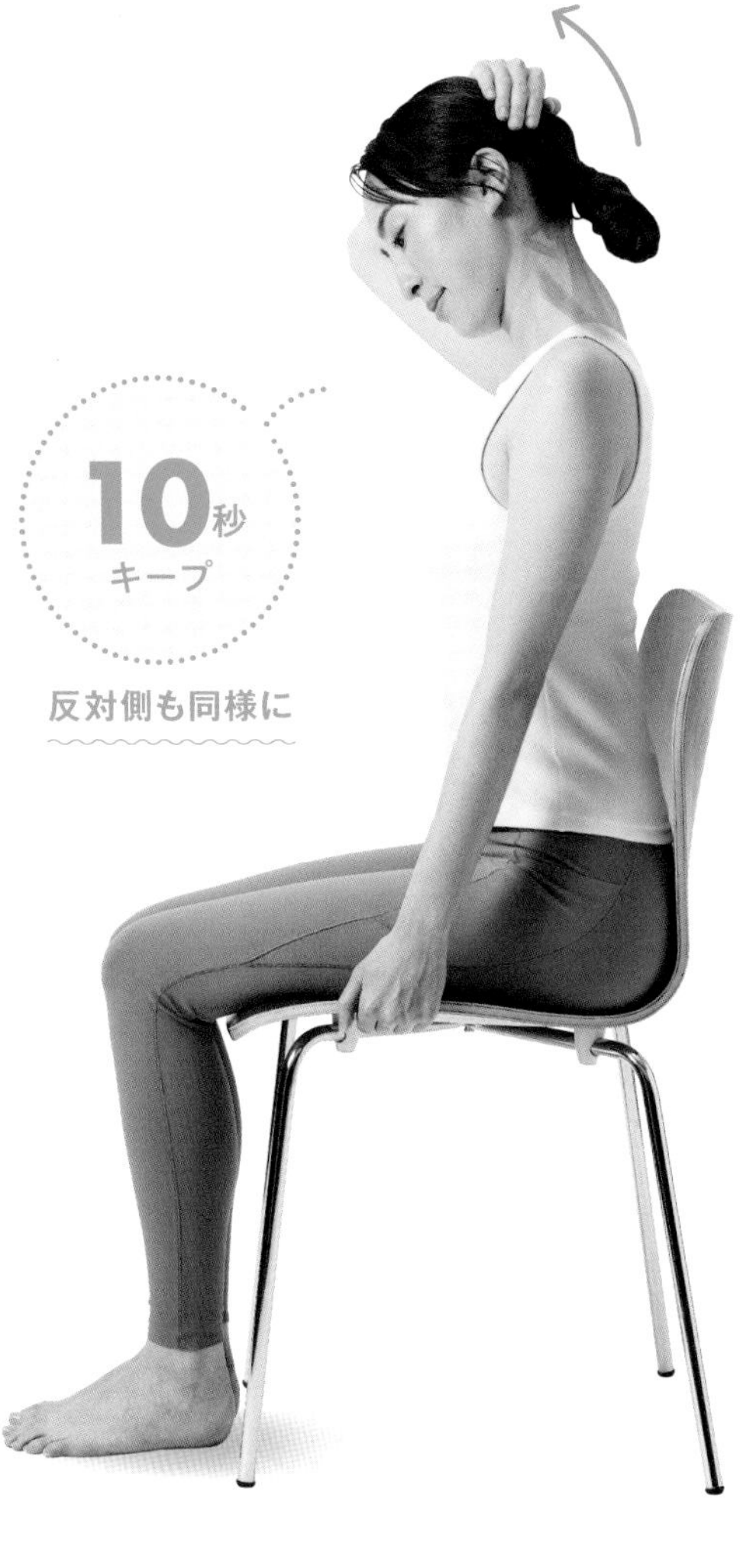

10秒キープ

反対側も同様に

血流リンパストレッチ ②

わきの下

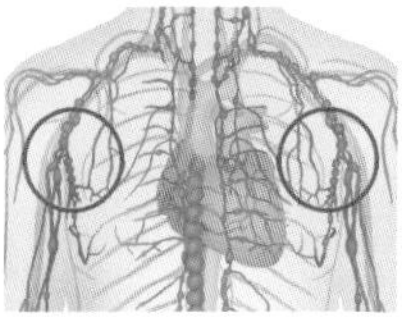

わきには腕や胸のリンパ液が集まり、がん細胞の増殖を食い止める重要なリンパ節も。毛細血管も多く、わきを伸ばすことで血流の滞りも解消。

1 両手を組んで頭上に伸ばす

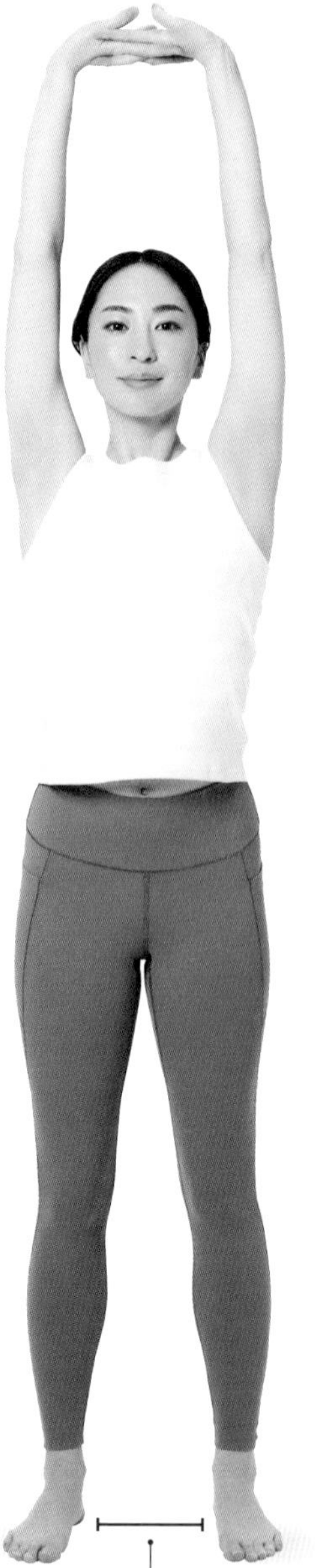

脚は腰幅に開く

\レベルアップ/
さらに筋肉に効く！

ひじを引っ張るようにして体を横に倒すと、二の腕の筋肉がさらに伸びてわきの下のリンパ節を深く刺激。リンパを大量に流すと共に二の腕の引き締め効果も。

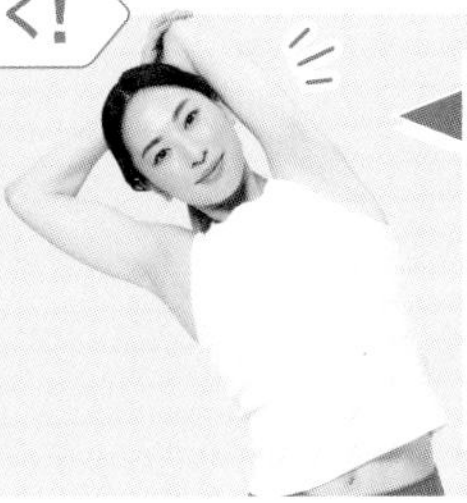

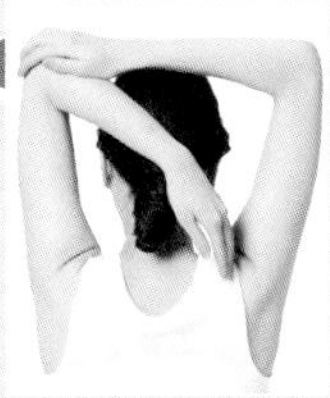

ひじを頭の後ろに持っていくイメージで。

2 体を横に倒して体側を伸ばす

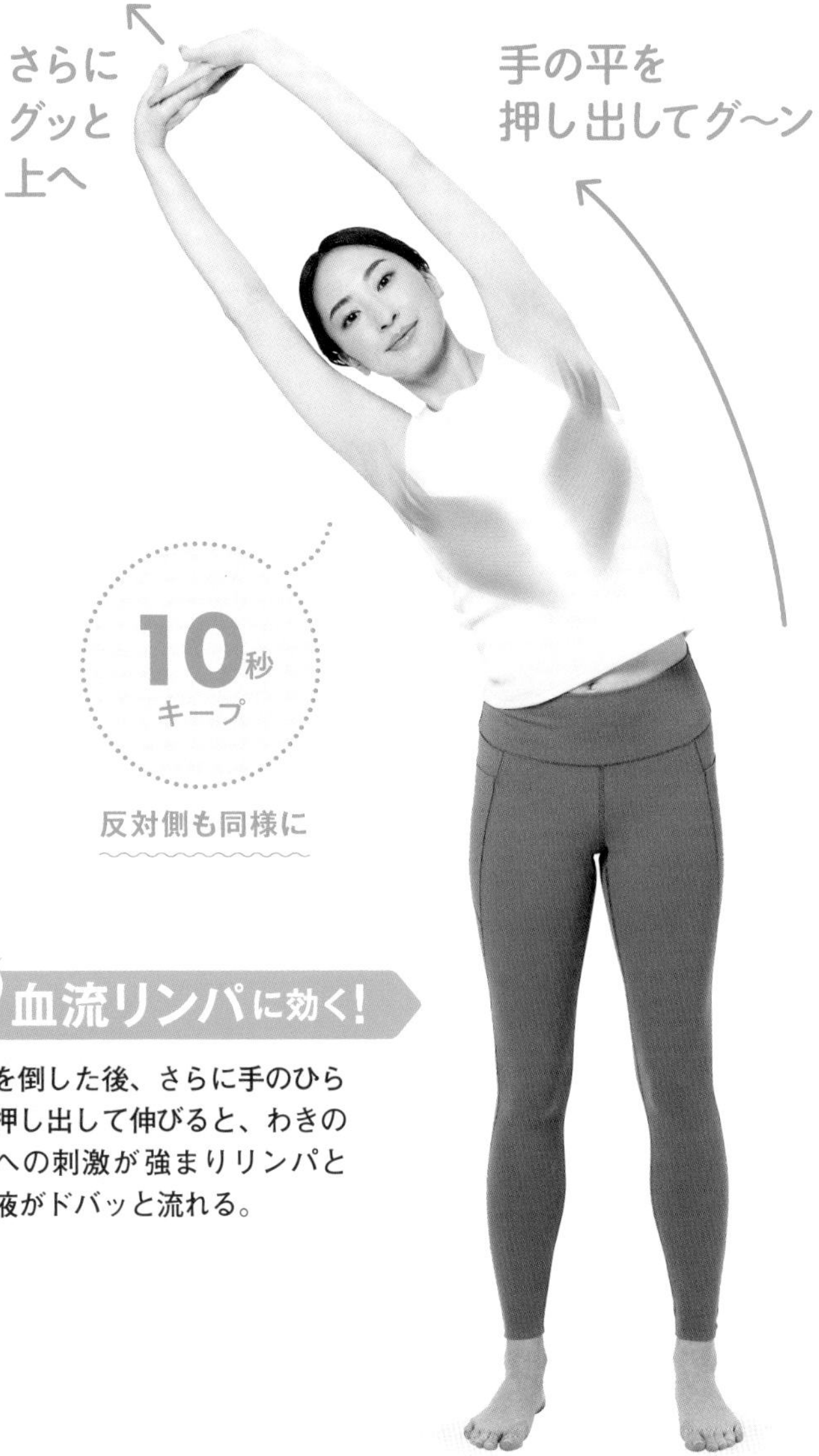
さらにグッと上へ
手の平を押し出してグ〜ン
10秒キープ

反対側も同様に

血流リンパに効く！

体を倒した後、さらに手のひらを押し出して伸びると、わきの下への刺激が強まりリンパと血液がドバッと流れる。

胸

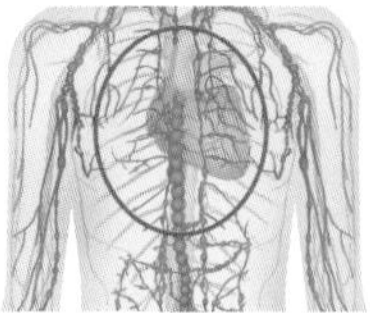

胸には体の中心を通る太いリンパ管が流れており、免疫機能を高めるリンパ節も集中。胸のリンパの流れや血流がよくなると免疫力も高まります。

1 両手を背中で組み、軽く下に引っ張る

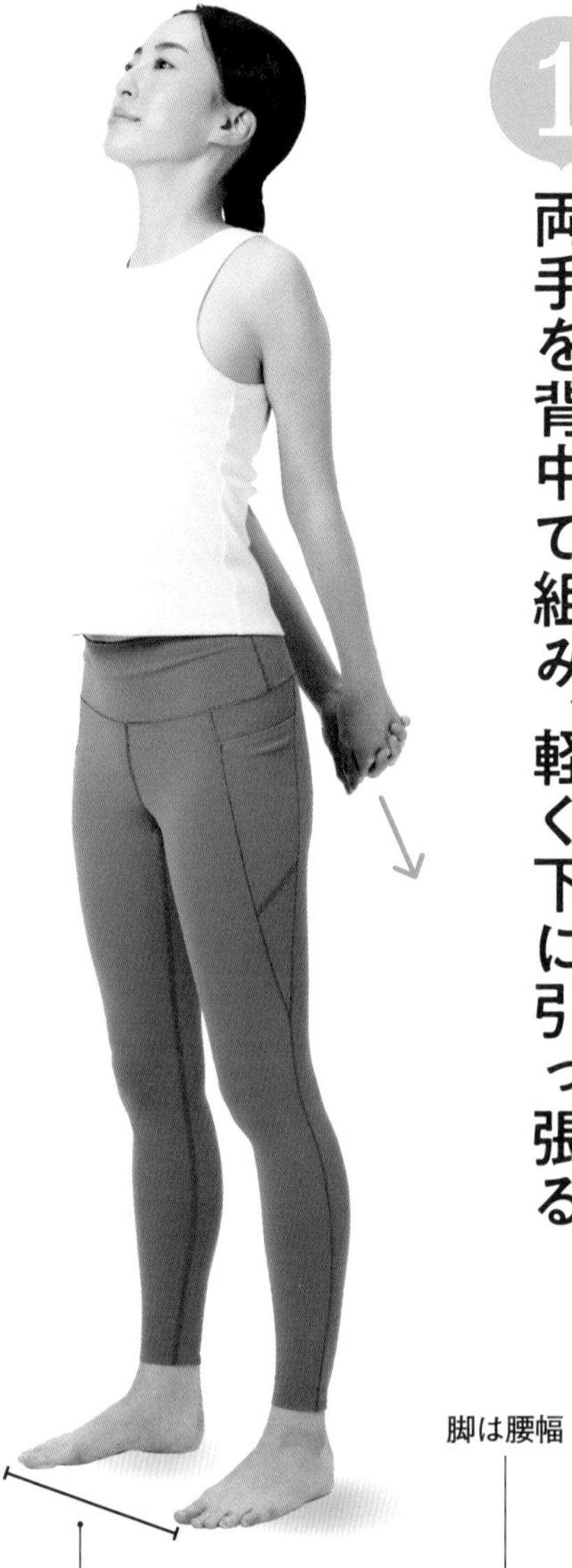

＼レベルアップ／

さらに筋肉に効く！

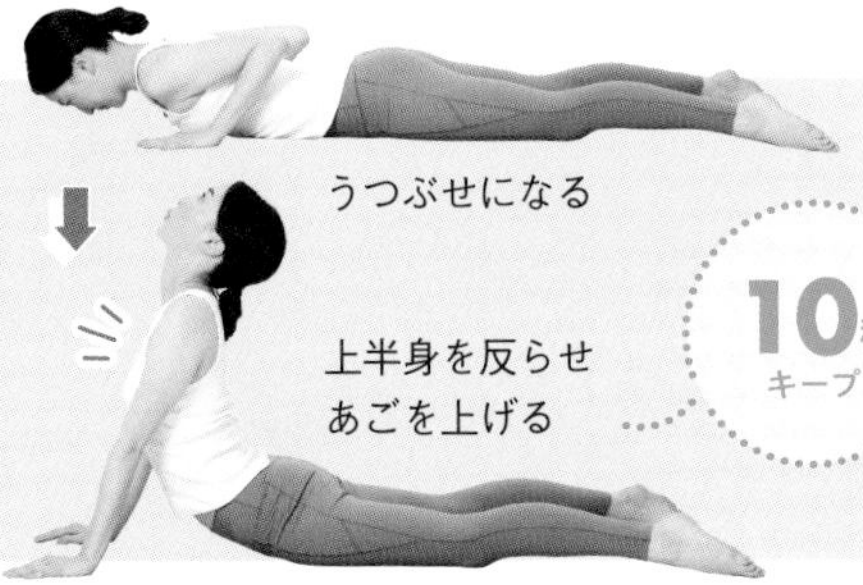
うつぶせになる
上半身を反らせ
あごを上げる
10秒
キープ

口をすぼめて「スー」と息を吐き出しながら反らせると胸郭が広がり、胸〜お腹の筋肉のストレッチ効果がアップ。胸とお腹の深部リンパもますます活性！

2 頭を後方に倒し、胸を張る

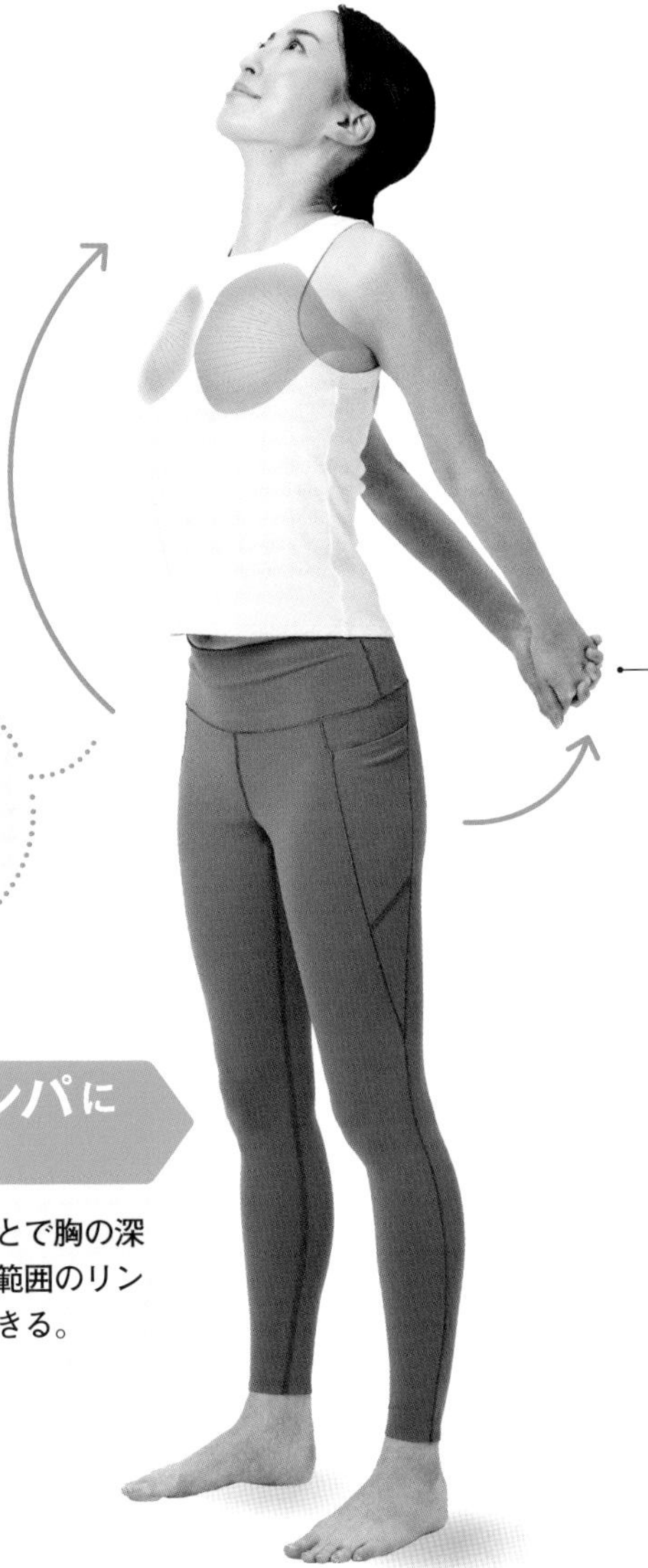
拳は後ろへ引っ張る
10秒
キープ

血流リンパに効く！

拳を引き上げることで胸の深層筋が使われ、広範囲のリンパを流すことができる。

お腹

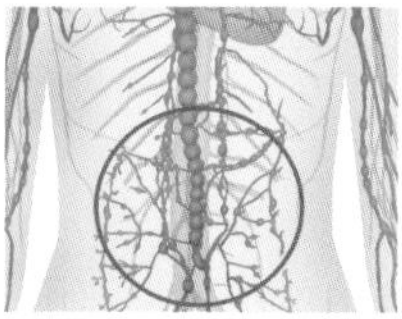

お腹は内臓や腰からのリンパが集まる部位で、つまると胃腸の不調や便秘、腹部のたるみにつながります。お腹の筋肉を使って流れを促します。

1 いすに座り、脚を腰幅に開く

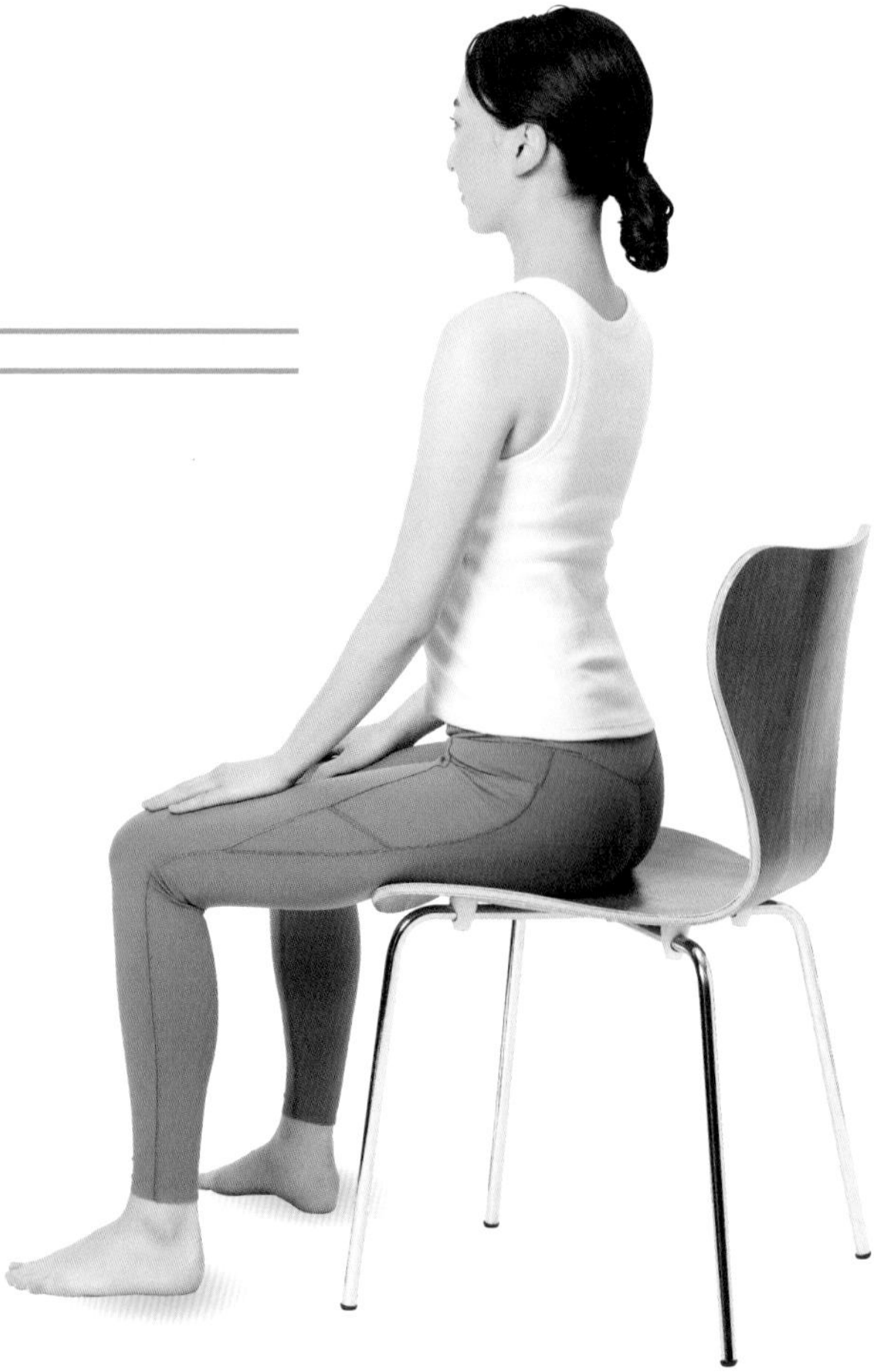

\レベルアップ/
さらに筋肉に効く!

脚を前後に開き、両手を開く。前脚側に向かって上半身をねじって10秒キープ。わき腹や体幹の筋肉がさらに鍛えられ、便秘解消やウエストのくびれづくりに。

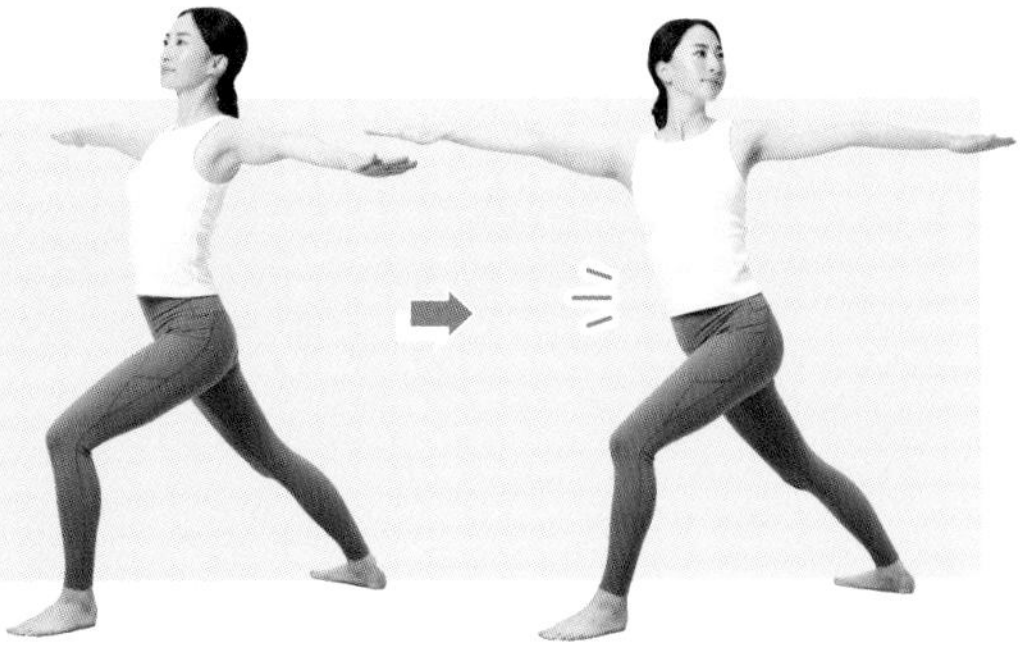

2 体を左にねじって背もたれをつかむ

血流リンパに効く!

腰から深くねじることで普段使われない腹部のインナーマッスルが使われ、深部リンパのつまりを解消。一気にリンパの流れがよくなり、腹部への血流もアップ。

10秒キープ

反対側も同様に

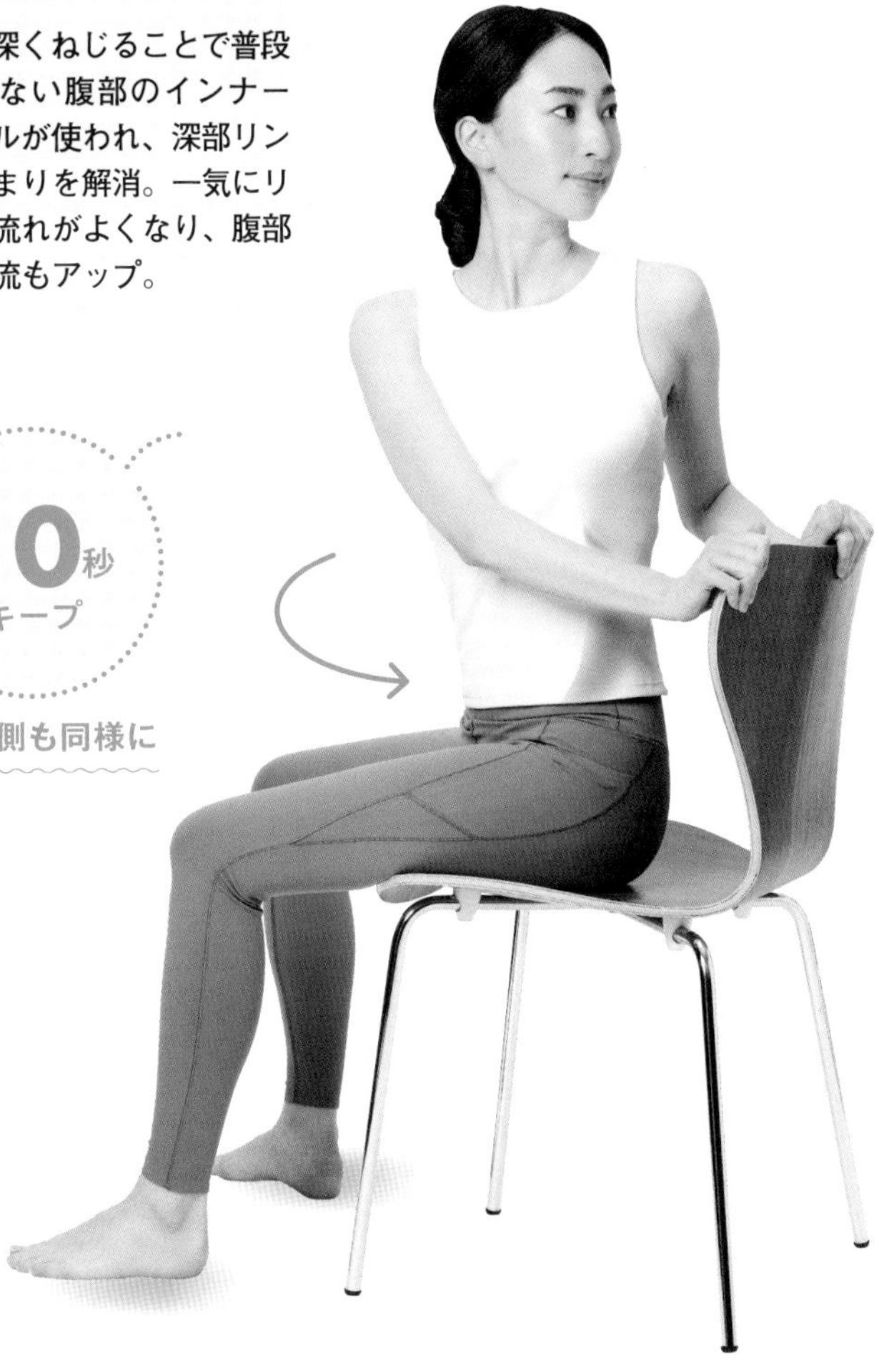

血流リンパストレッチ

5

そけい部

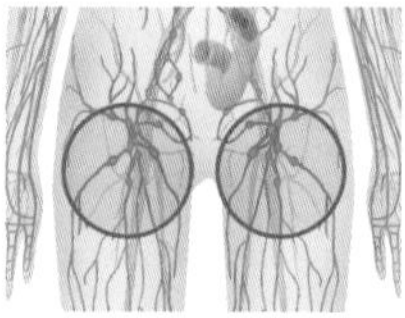

大きなリンパ節があり下半身のリンパが集まる部位。つまりがとれてリンパと血液の流れがよくなると下半身に脂肪がつきづらく、冷えやむくみも解消。

1

壁に手をついてかかとをそろえ、ひざとつま先を外に向ける

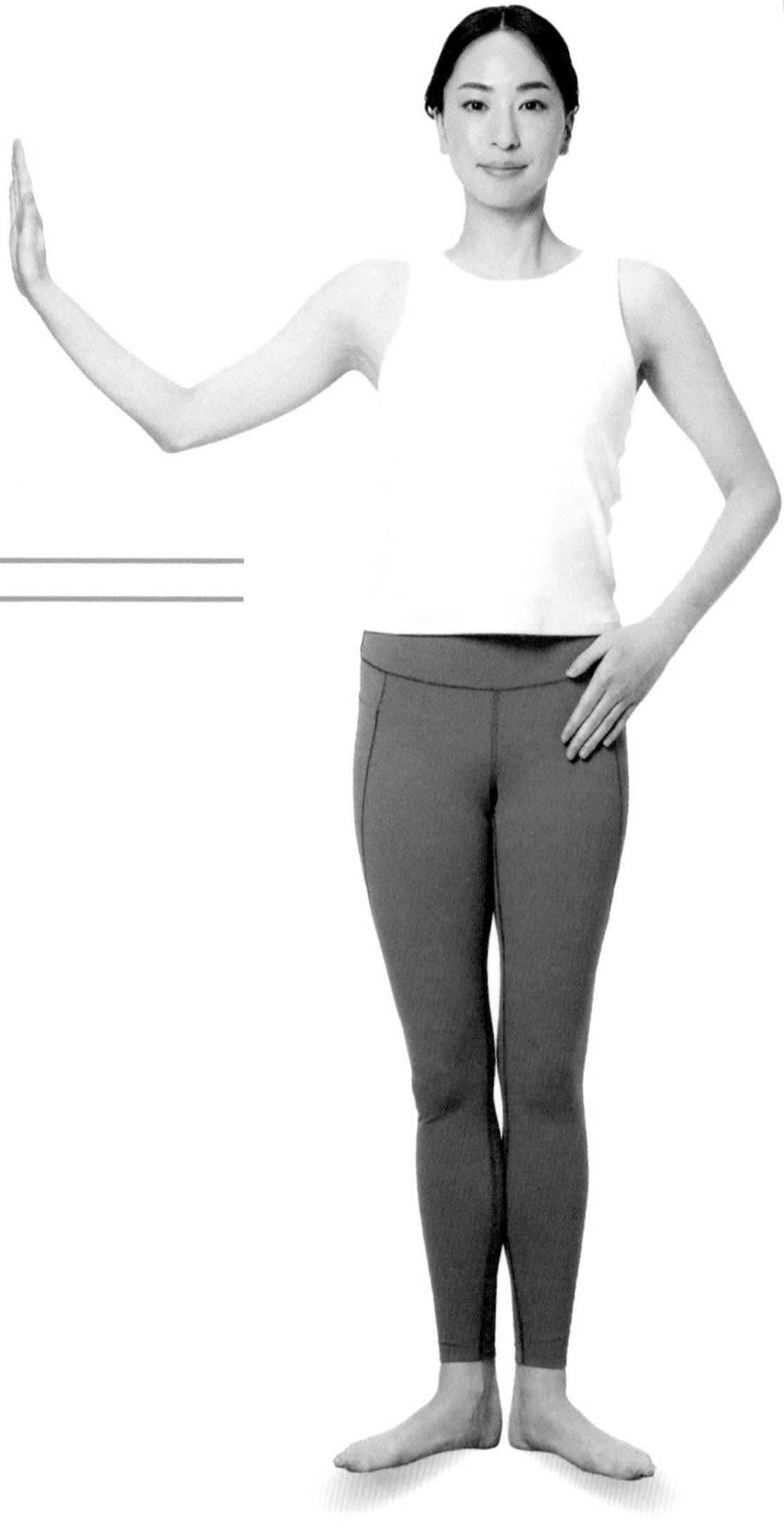

＼レベルアップ／

さらに筋肉に効く！

脚を前後に開き、両手を右ひざにおいて腰を落とし、後ろ脚のそけい部を伸ばす。体重を前脚にのせると前ももの筋肉への負荷が強まり、そけい部周辺の筋肉を強化。さらにリンパが流れる。

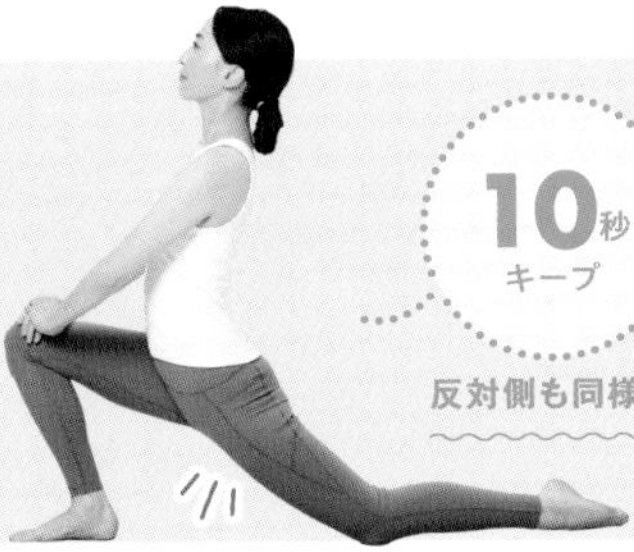

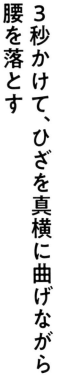

2 3秒かけて、ひざを真横に曲げながら腰を落とす

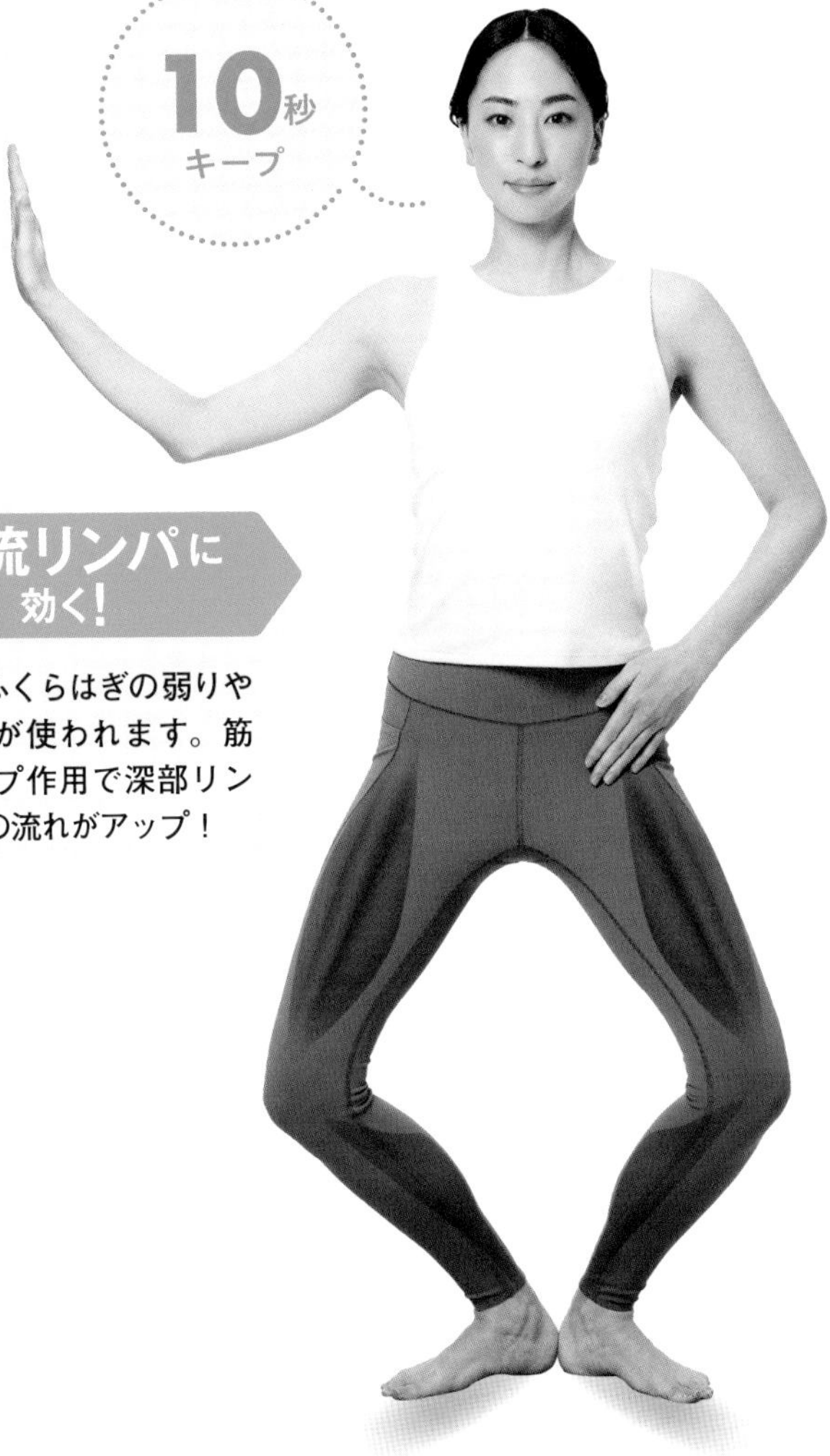

血流リンパに効く！

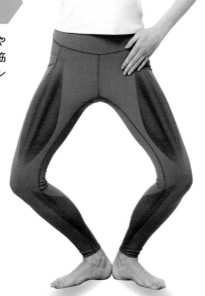

太ももやふくらはぎの弱りやすい筋肉が使われます。筋肉のポンプ作用で深部リンパと血液の流れがアップ！

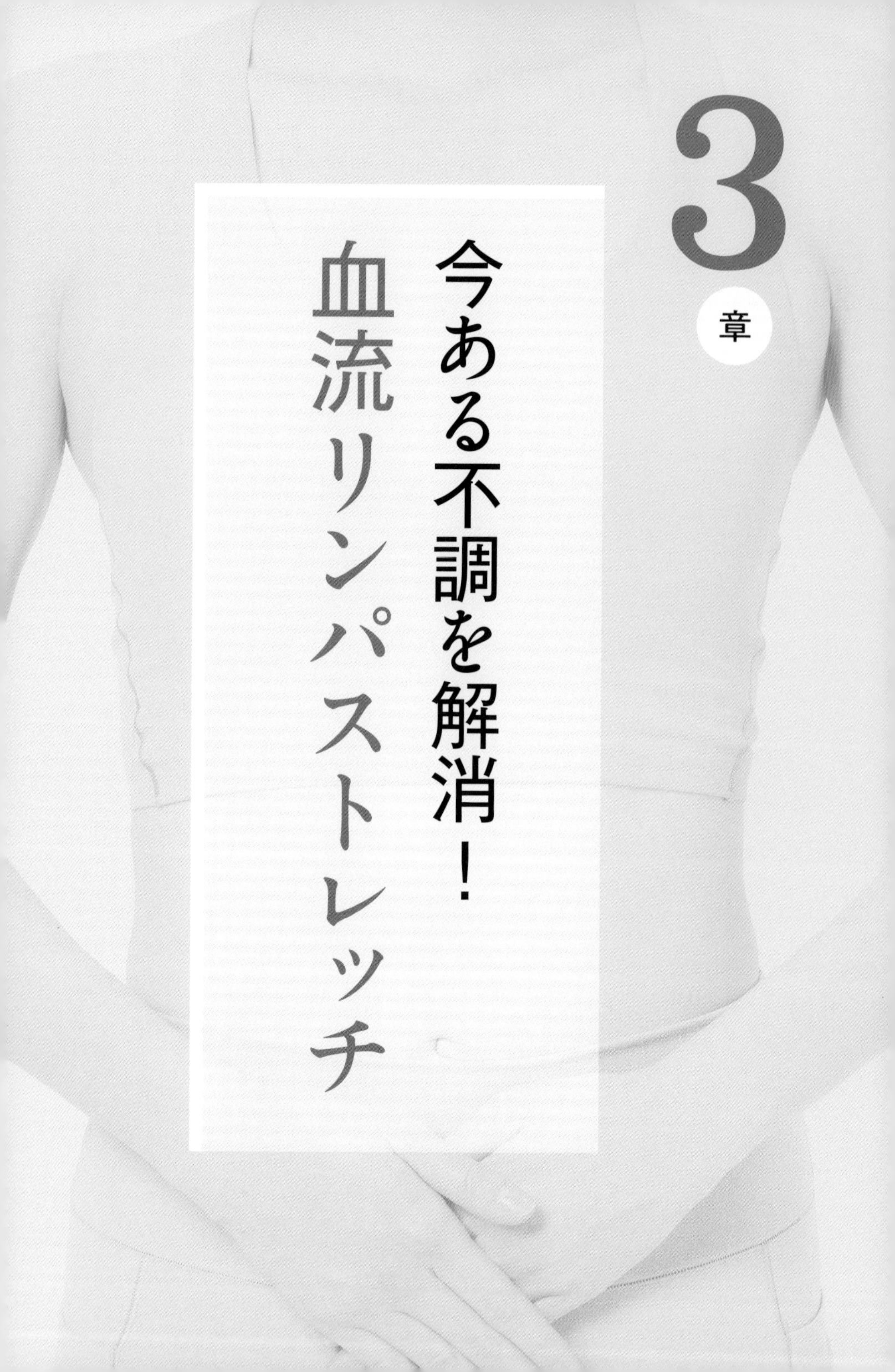

3章

今ある不調を解消！血流リンパストレッチ

「高血圧や糖尿病を患っている」「以前より風邪をひきやすくなった」「老眼が進んでいる」「肩や腰が痛い」……など、今みなさんが抱えている不調を解消するための「血流リンパストレッチ」を紹介します。

ご自分の症状に当てはまるものだけを行うのもいいですし、2章で紹介した「基本の血流リンパストレッチ」と合わせて行うと、さらに効果も高まります。

ぜひ、一日の中のすき間時間を使って行ってみてください。

不調 1

高血圧

胸のストレッチ

体を反らせて固まりやすい呼吸筋をストレッチ。筋肉と血管が同時に柔軟性を取り戻し、衰えていた心臓のポンプ作用を正常に。

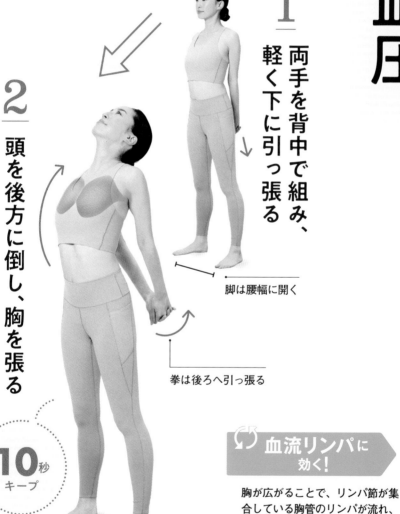

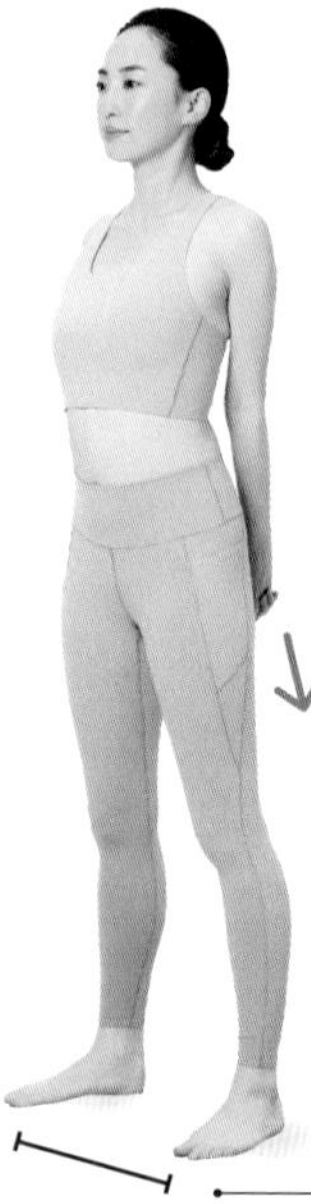

1

両手を背中で組み、軽く下に引っ張る

脚は腰幅に開く

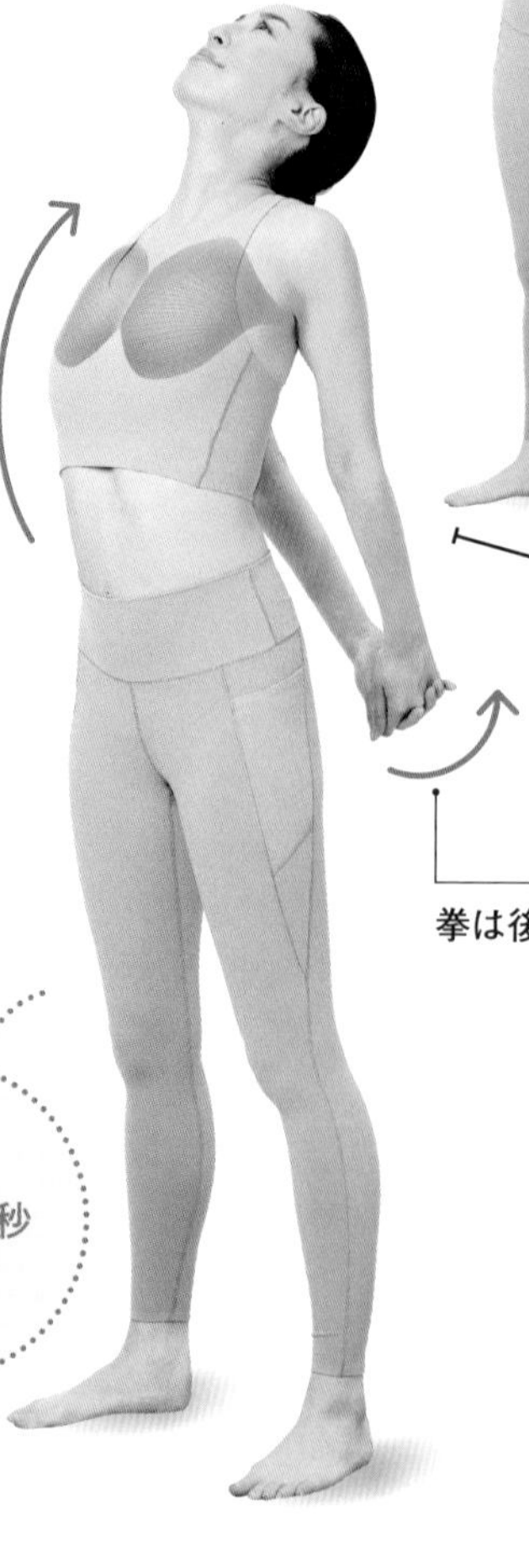

2

頭を後方に倒し、胸を張る

拳は後ろへ引っ張る

10秒キープ

血流リンパに効く!

胸が広がることで、リンパ節が集合している胸管のリンパが流れ、全身のリンパ液を吸い上げる力が増し、老廃物を流す効果が高まる。

＼すき間時間に／
このツボが効く！

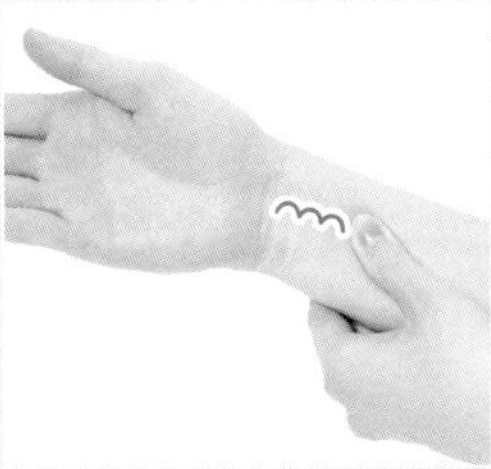

降圧ツボとして知られる「内関《ないかん》」。手首の内側のしわの中心から指3本分ひじ側。内関に親指を当てて押し、5秒キープ。ゆっくり離す。

いすスクワット

筋肉量が低下すると心臓が全身に血液を送るために無理して働かなくてはならない状態に。腰に負担をかけず、効率よく筋力を強化します。

1 いすの前に立ち、両手を伸ばす

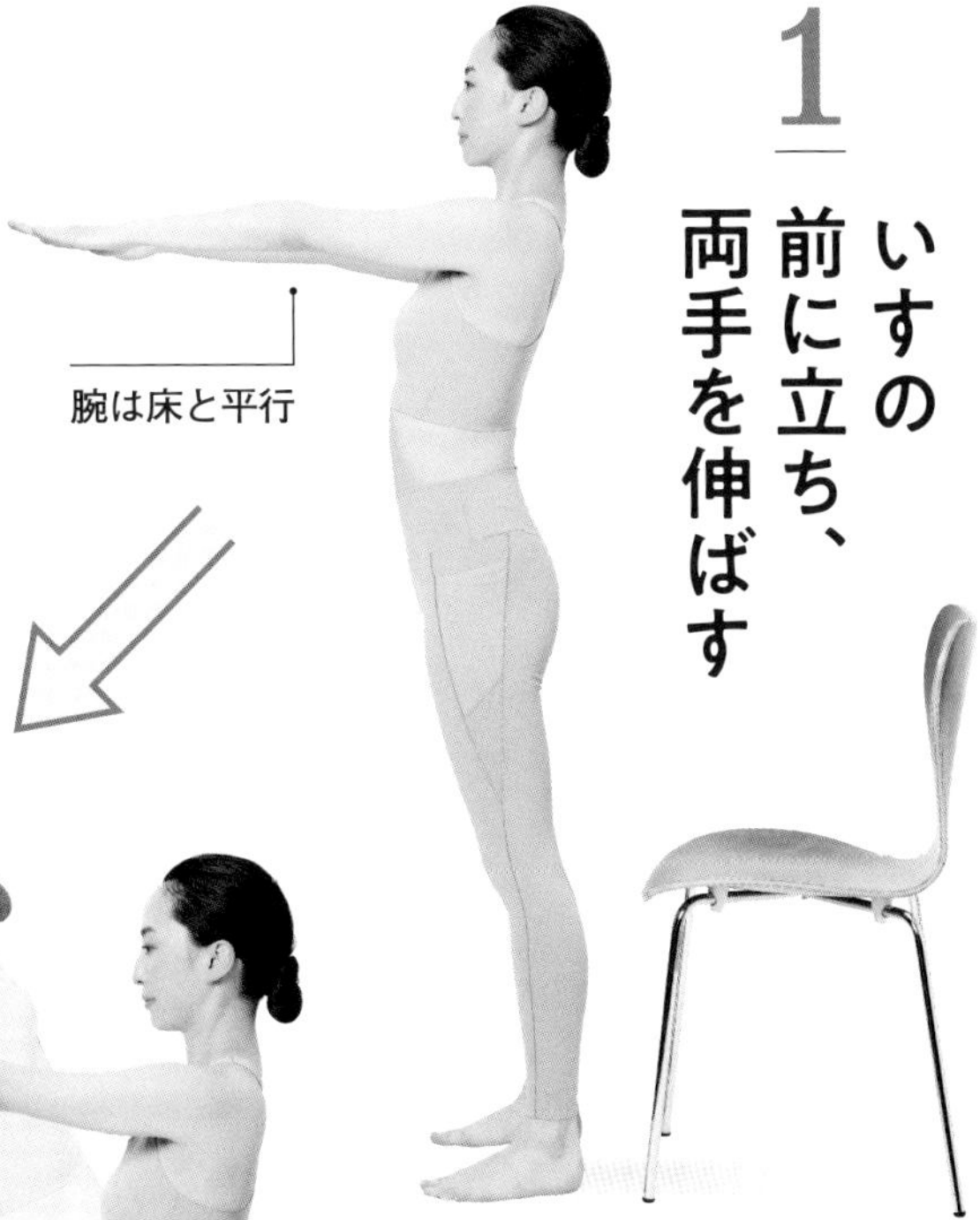

2 いすに座る、立つを繰り返す

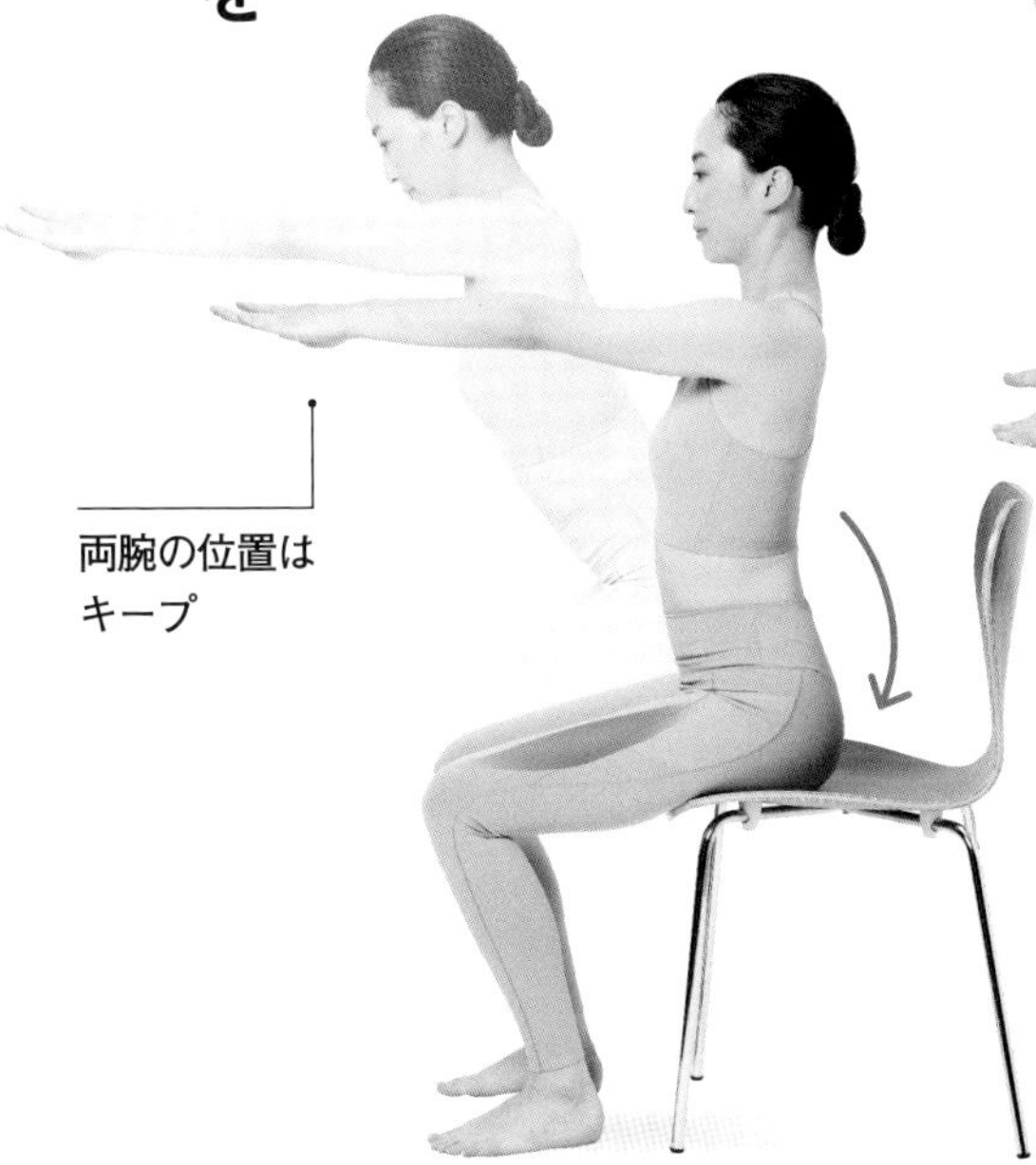

座って、立ってを**10**回

不調
2

認知症・脳卒中予防

前屈

背中や脚の裏側の筋肉をストレッチすると、背面のリンパの流れが改善。大きなリンパ節がある腰も伸び、全身のリンパの流れが増します。

血流リンパに効く！

前屈するときは股関節から体を曲げること。そけい部リンパが刺激され、リンパの流れがさらに促される。

1 頭を下に倒す

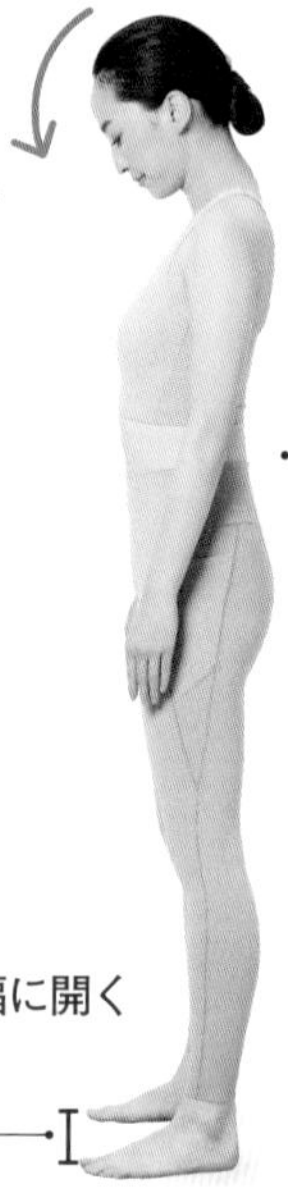

上半身はリラックス

脚は腰幅に開く

2 股関節から曲げて深く前屈する

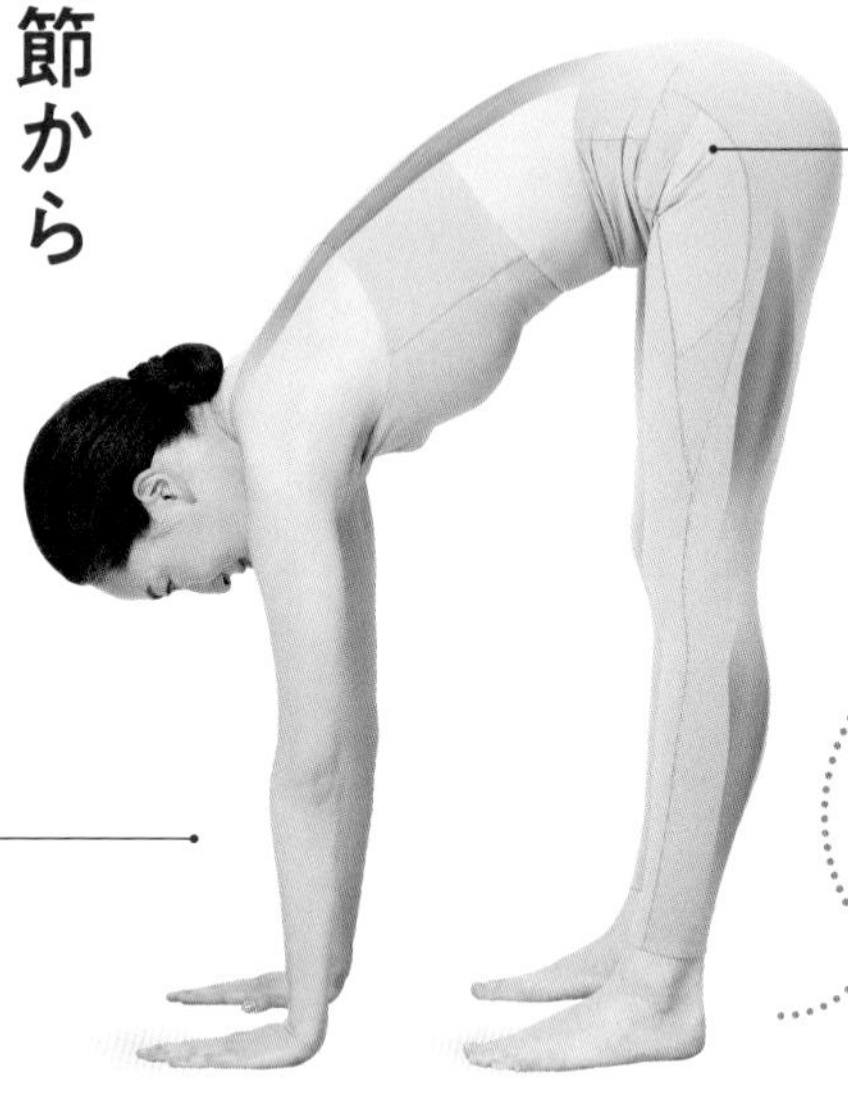

股関節から曲げることを意識する

ひざを伸ばしたまま体を倒せるところまで倒す。無理に手を床につかなくてOK

10秒キープ

後屈

前屈で体の背面を伸ばした後、前面を伸ばすことで脳を含め全身のリンパと血液の流れがアップ。脳梗塞、認知症の予防にも。

血流リンパに効く!

股関節から反らす意識を持つと胸〜お腹の深部リンパの流れがよくなり、脳への血流もさらにアップする。

1 両手を腰に添え、頭を後ろに倒す

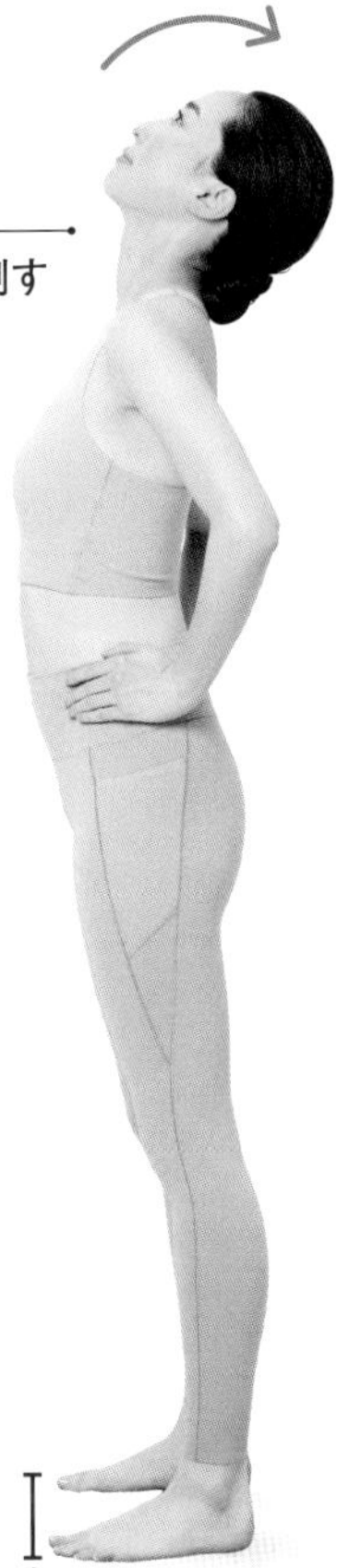

2 両手で腰を前に押しながら上半身を反らせる

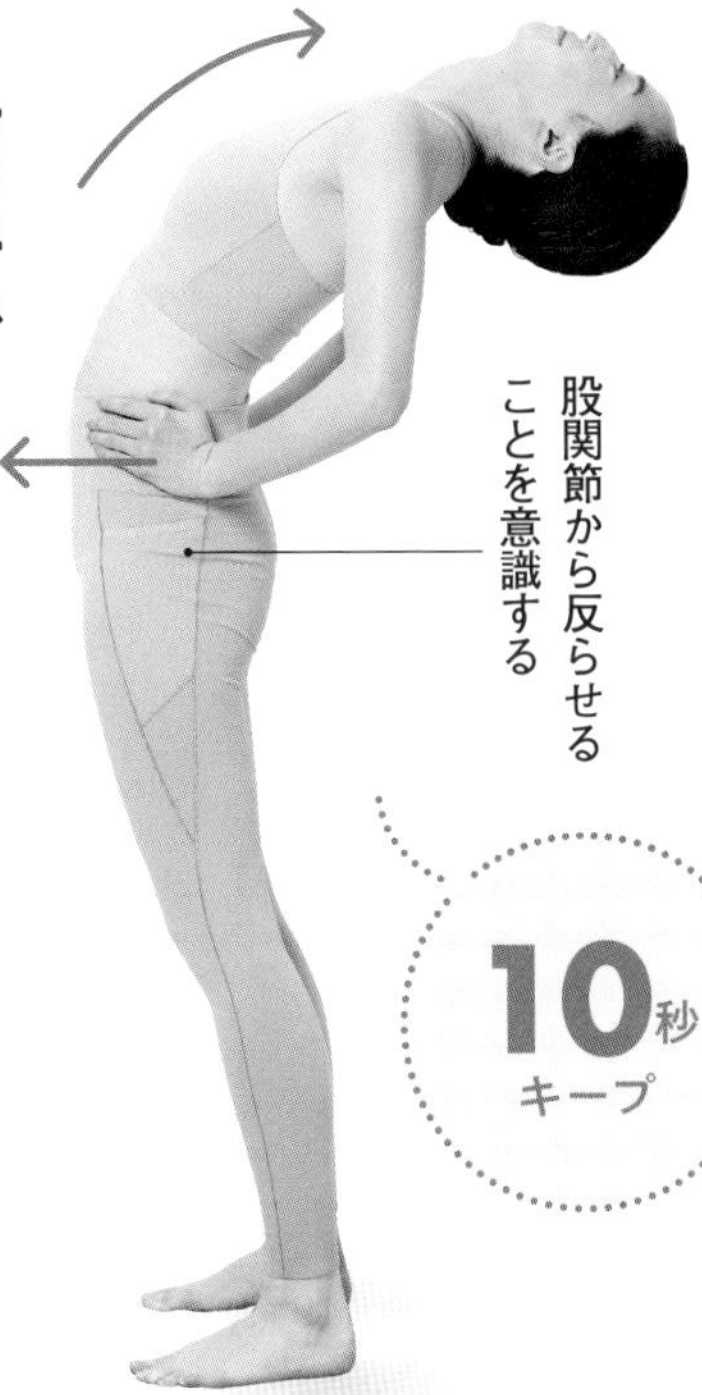

10秒キープ

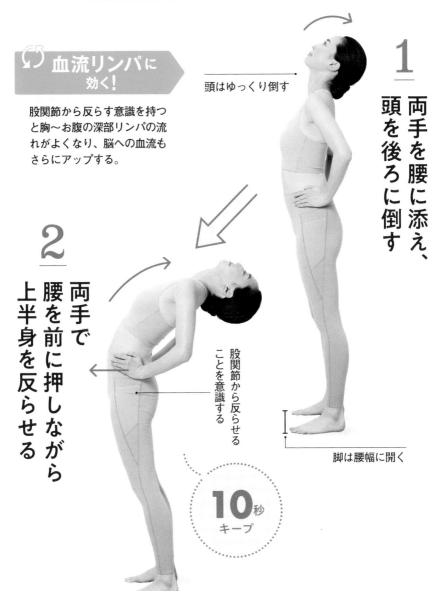

不調
3

免疫力低下

リンパ節活性エクササイズ

重要な複数のリンパ節を同時に刺激して、働きを活性化。リンパの流れがよくなることで免疫機能が向上します。

1

ひざとつま先を外に開いて立つ

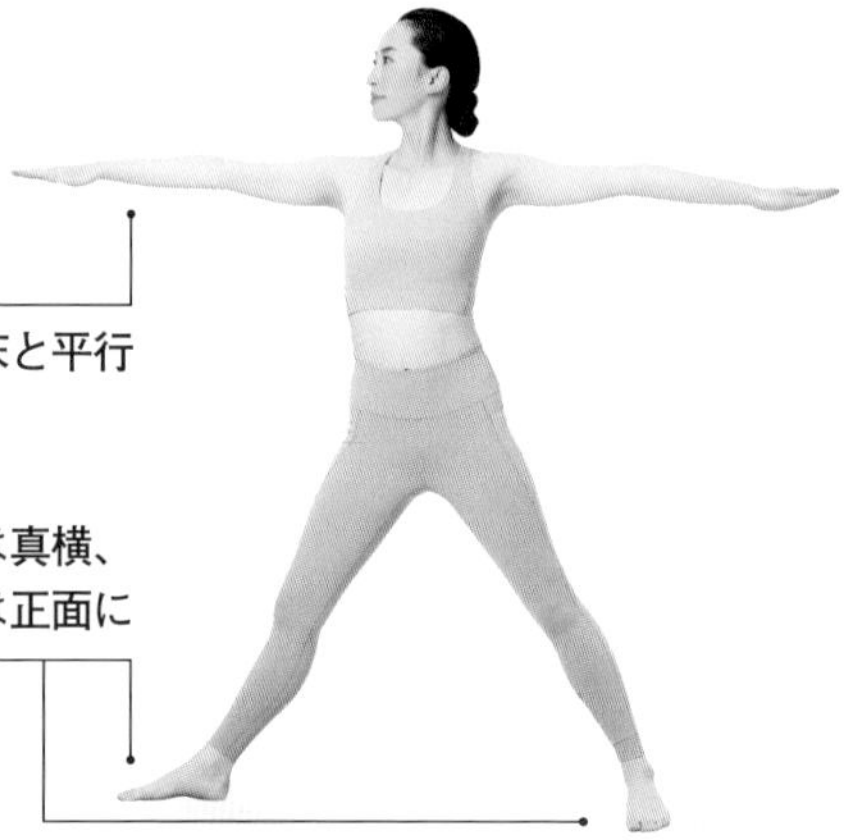

両腕は床と平行

右のつま先は真横、
左のつま先は正面に

血流リンパに効く!

ひざを深く曲げるほど脚の筋肉が強化され筋肉の力で下半身のリンパも一気に流れる。

2

右のひざを曲げて右脚に体重をのせる

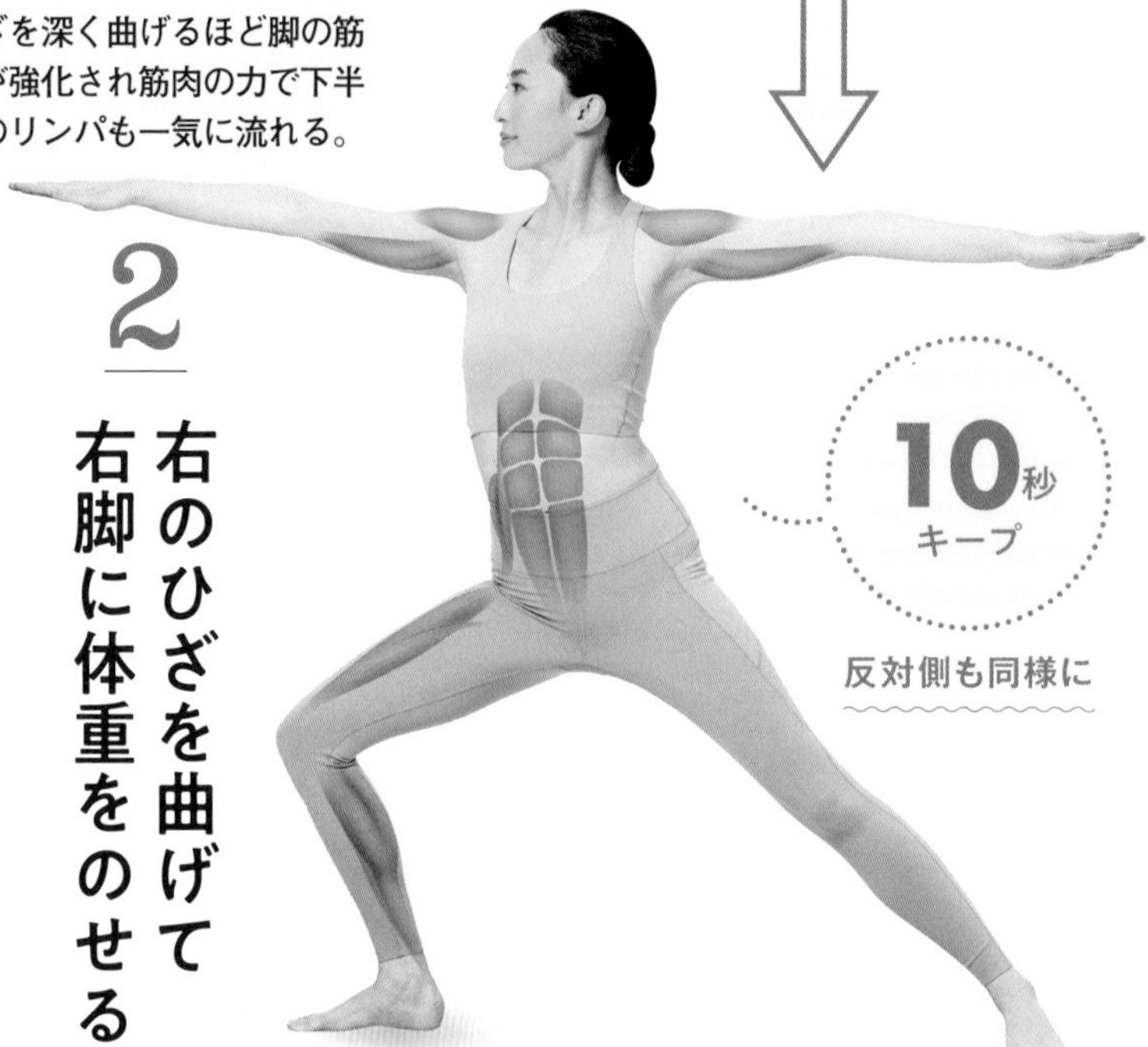

10秒キープ

反対側も同様に

白血球活性エクササイズ

中枢神経の通り道である背筋を刺激することで、副交感神経を活性化。ウイルスや細菌から体を守る白血球の働きが活発になります。

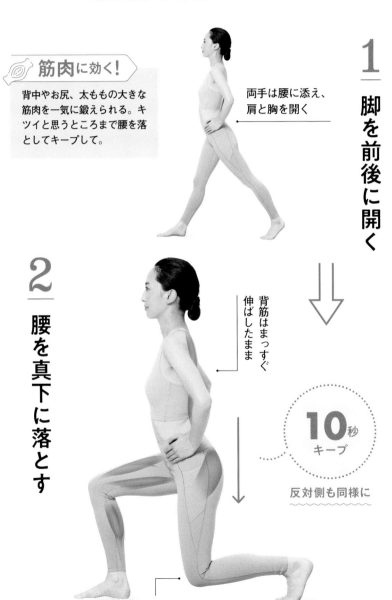

筋肉に効く!

背中やお尻、太ももの大きな筋肉を一気に鍛えられる。キツイと思うところまで腰を落としてキープして。

1 脚を前後に開く

両手は腰に添え、肩と胸を開く

2 腰を真下に落とす

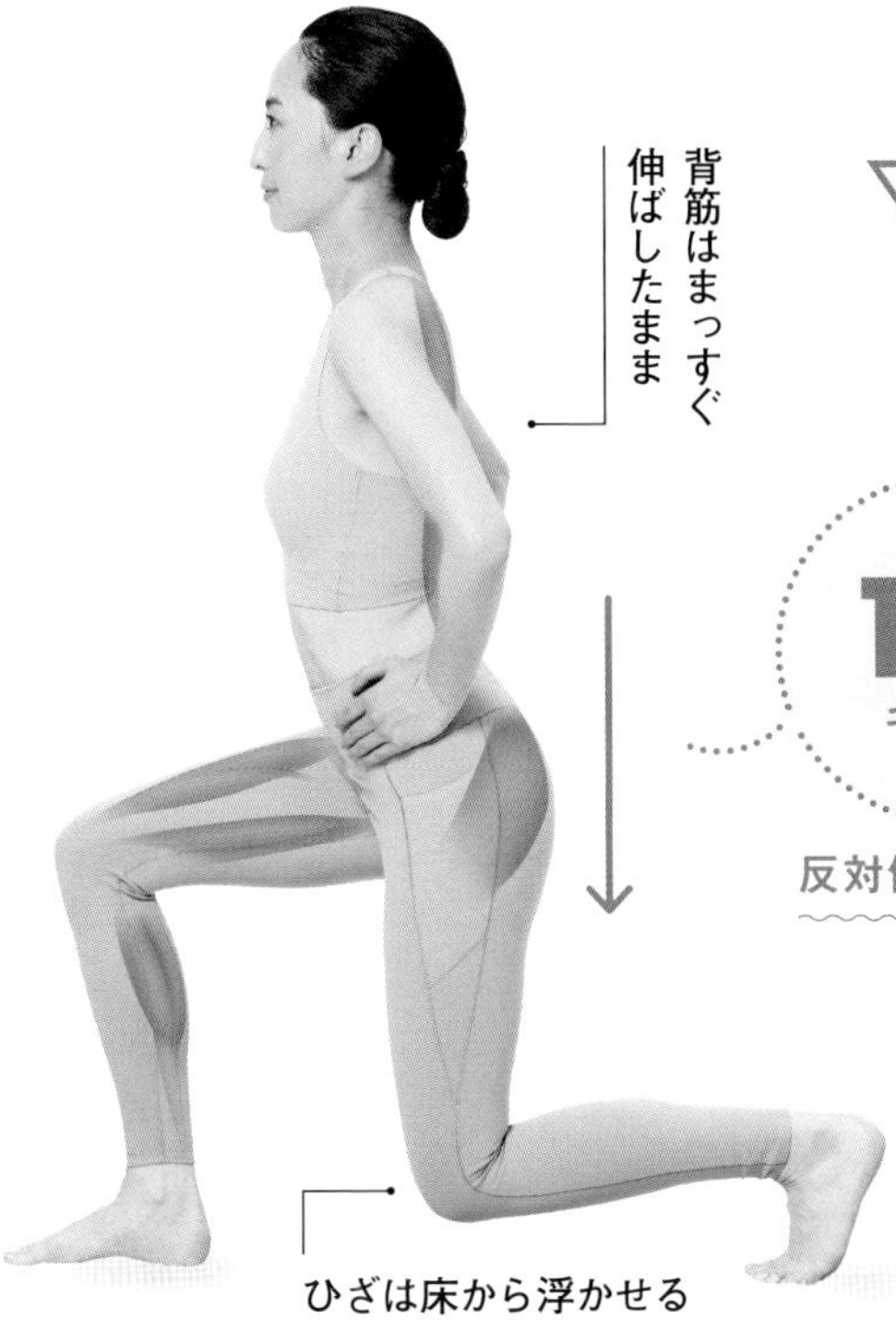

背筋はまっすぐ伸ばしたまま

10秒キープ

反対側も同様に

ひざは床から浮かせる

不調 4

目の疲れ、老眼予防

首ほぐし

リンパ節が密集する首周りの筋肉をほぐすと、頭部へのリンパの流れが改善。目の周りの老廃物を回収し、血流も改善するため、酸素や栄養が行き渡ります。

1

脚をそろえて立ち、頭を右に倒す
右手で左手をつかみ、下に引っ張る

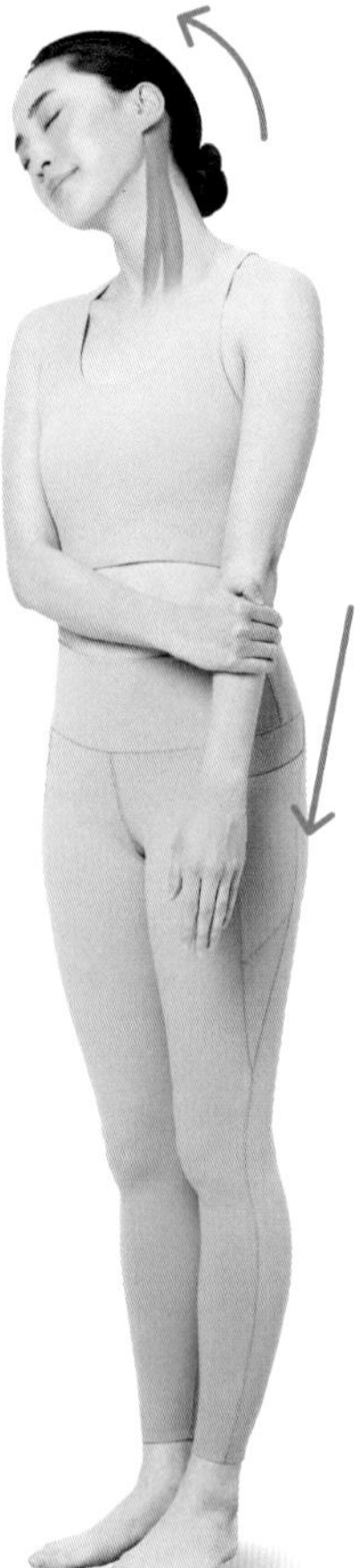

10秒キープ

反対側も同様に

血流リンパに効く!

腕を下に引っ張ることで、さらに深い筋肉と深部リンパの両方に効く。血液の流れもアップし、日常生活で溜まりがちな目の疲れをすばやく取り除いてくれる。

眼球マッサージ

老眼は目の筋力低下が関係していて、眼球の周りの筋肉をほぐすことが有効。眼球の上下のリンパ管も刺激されて、目の疲労回復にも◎。

1

目を閉じて手のひらの付け根を眼球にあて、やさしく圧をかける

5秒キープ

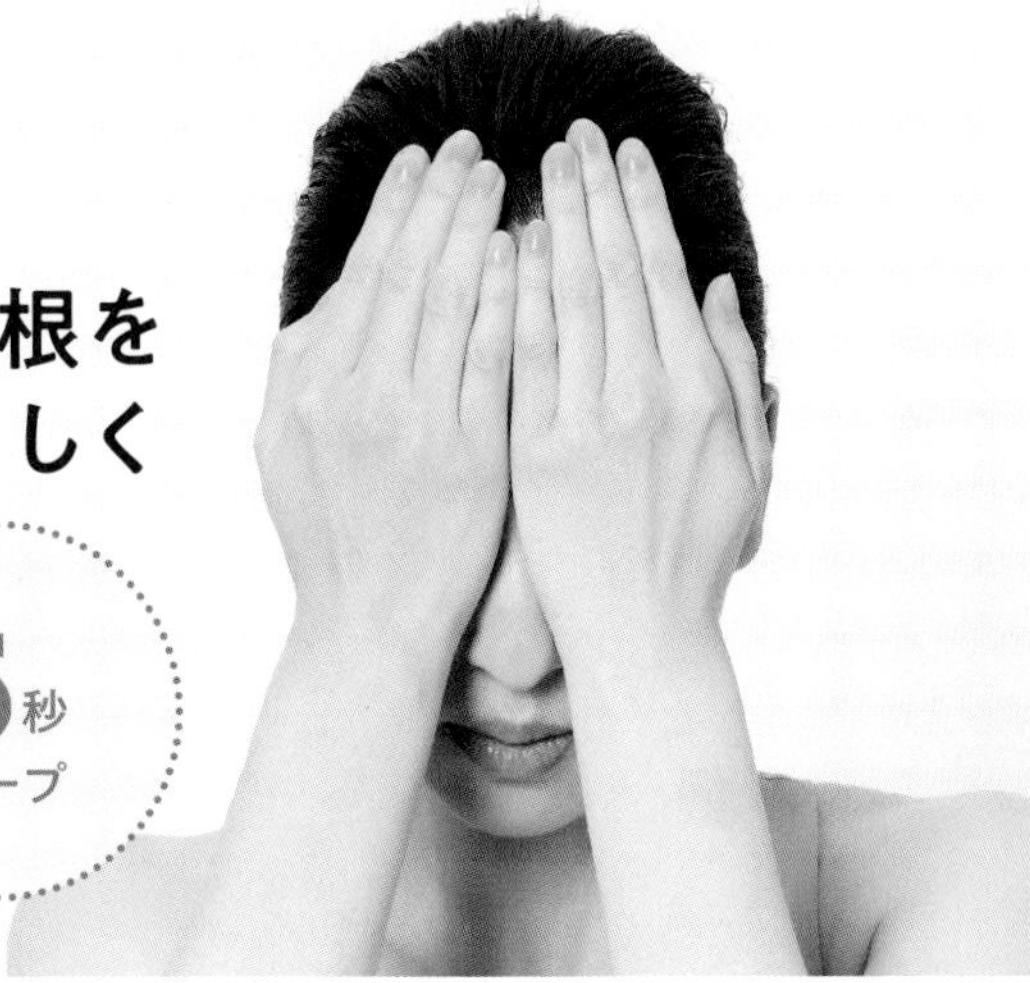

2

ゆっくり手を離し、また圧をかける

1・2を3セット

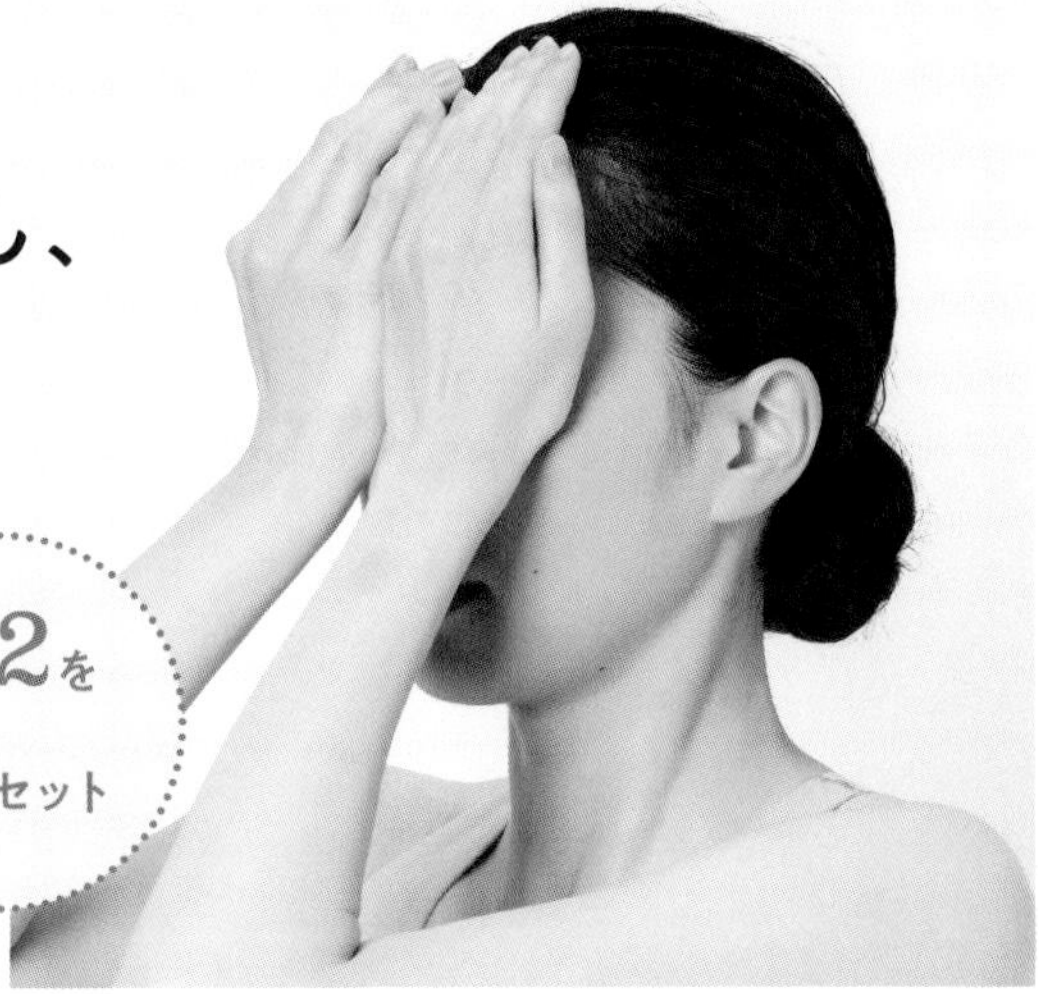

不調
5

肥満・糖尿病

ひじつきプランク

全身の筋肉を同時に使うことで筋肉内に蓄えられた糖が分解され、代謝がアップ。行った後は血糖値が下がり、糖尿病予防にも効果的。

1 うつ伏せになって前腕をつく

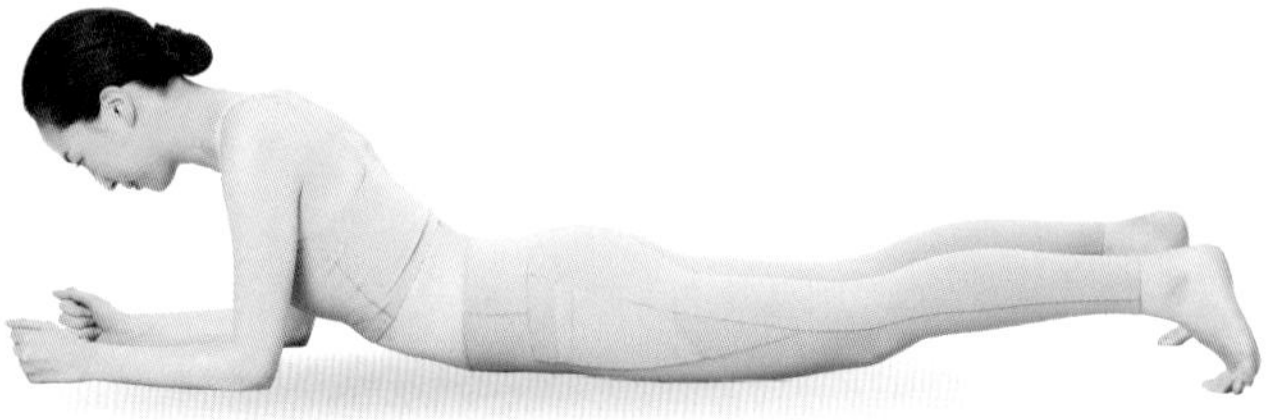

2 おしりを上げて脚を伸ばし体を一直線に保つ

10秒キープ

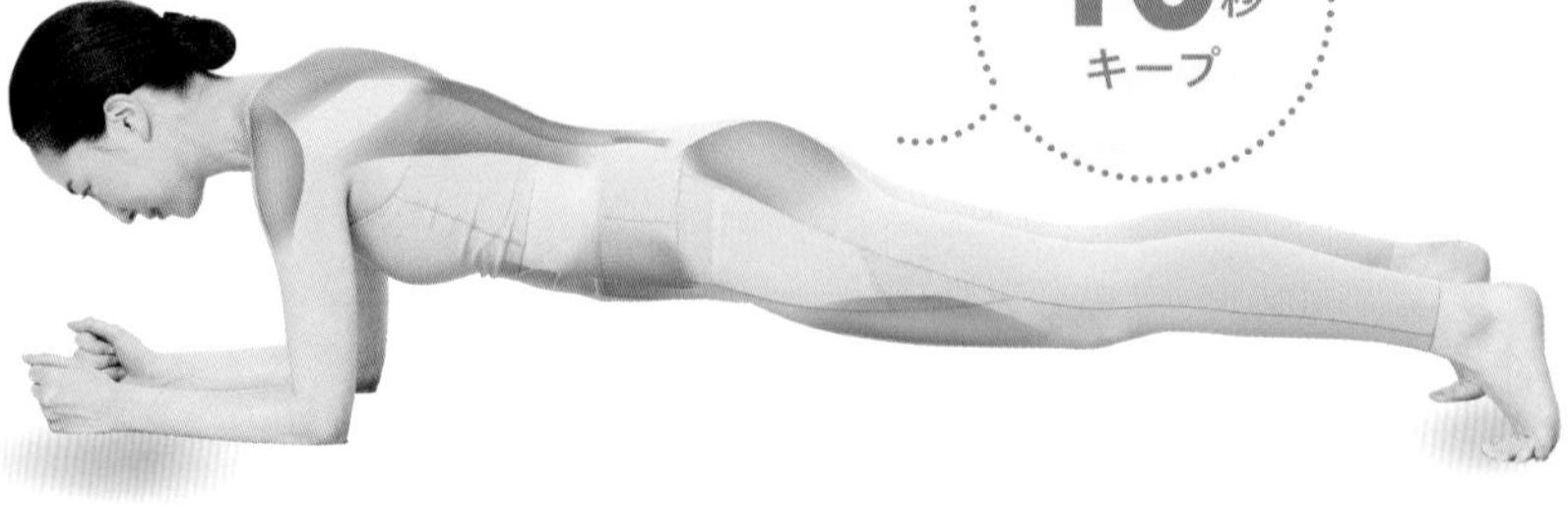

血流リンパに効く!

体を一直線に保とうとすることで、弱りやすい背中やおしりなど全身の筋肉を一度に刺激。多くの筋肉組織に負荷がかかり、広範囲の深部リンパが一気に流れて血液の流れもよくなる。

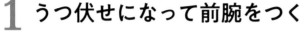

仰向けのツイスト

体をねじって体側を刺激する動きは、ウエスト周りのぜい肉を落とす効果が大。脂肪の分解と同時により一層深部リンパの働きを高めることができます。

1 仰向けになり両手を開く

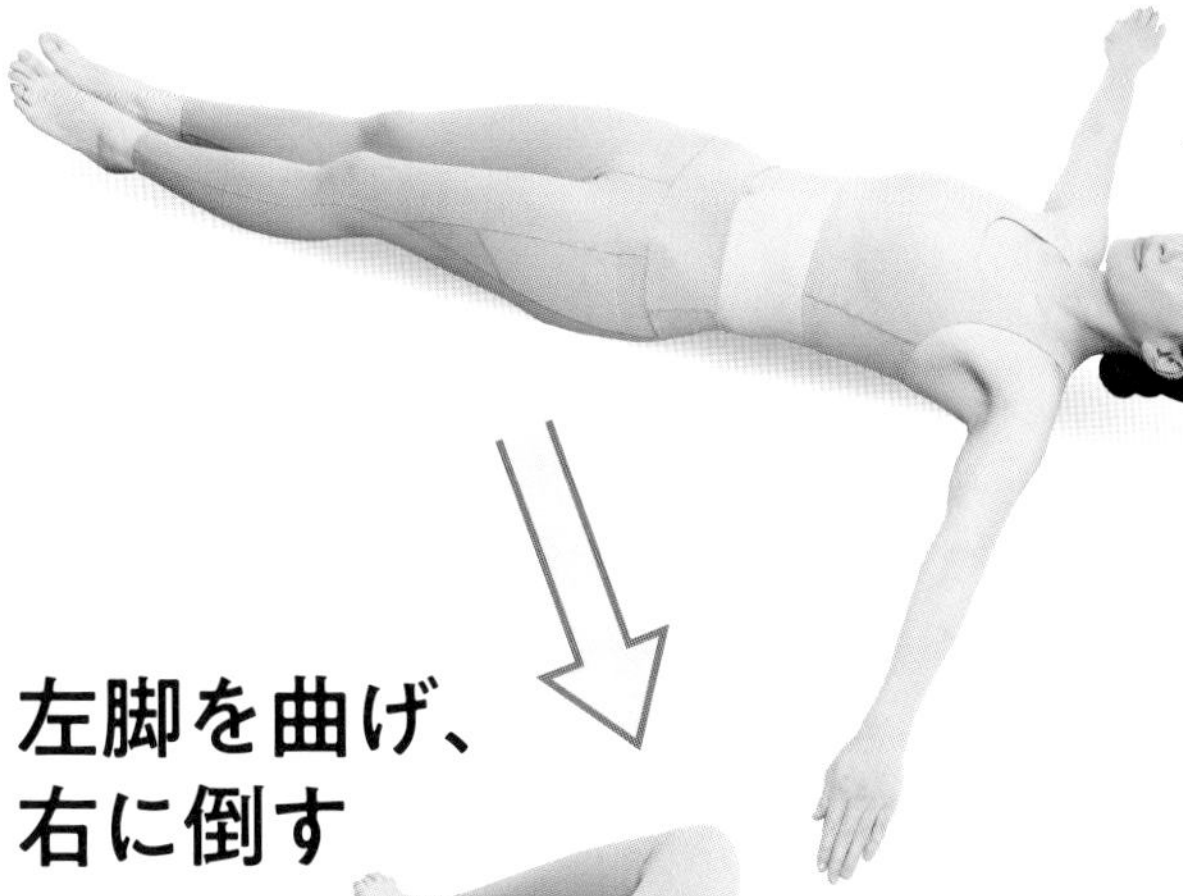

手のひらは下に

2 左脚を曲げ、右に倒す

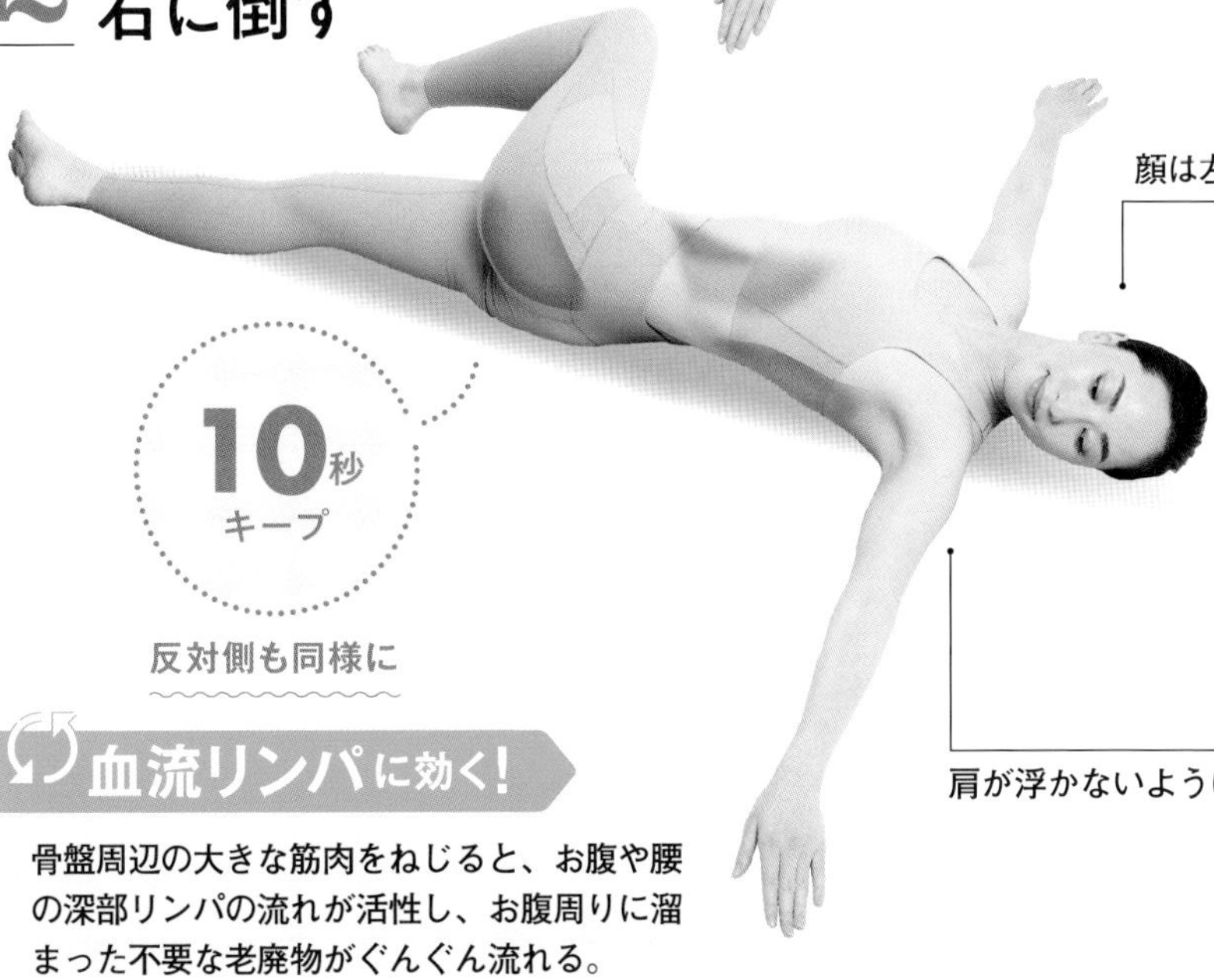

顔は左に

肩が浮かないように

10秒キープ

反対側も同様に

血流リンパに効く！

骨盤周辺の大きな筋肉をねじると、お腹や腰の深部リンパの流れが活性し、お腹周りに溜まった不要な老廃物がぐんぐん流れる。

不調
6

首のこり、痛み

首のストレッチ

首の左右には太いリンパ管が通っており、首のストレッチによりリンパが刺激され、老廃物を回収。首のこりや痛みの解消につながります。

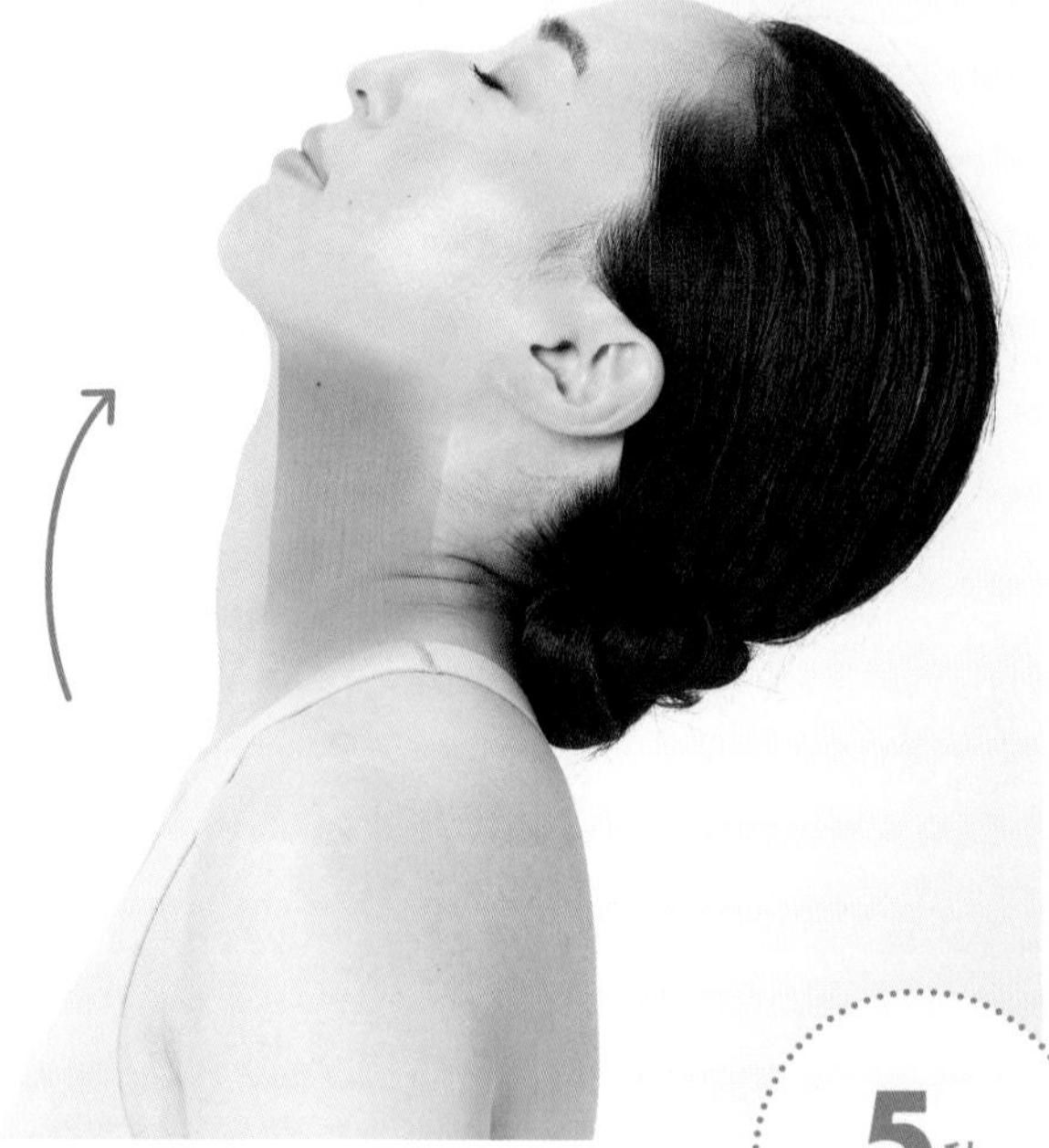

5秒
キープ

1

首の前を伸ばすように頭をゆっくり後ろに倒す

筋肉に効く!

5秒間キープすることで筋肉がじっくりと深く伸ばされる。リンパや血液の流れが増して栄養や酸素が届き、こりがやわらぐ。

2

首の後ろ側を伸ばすように頭をゆっくり前に倒す

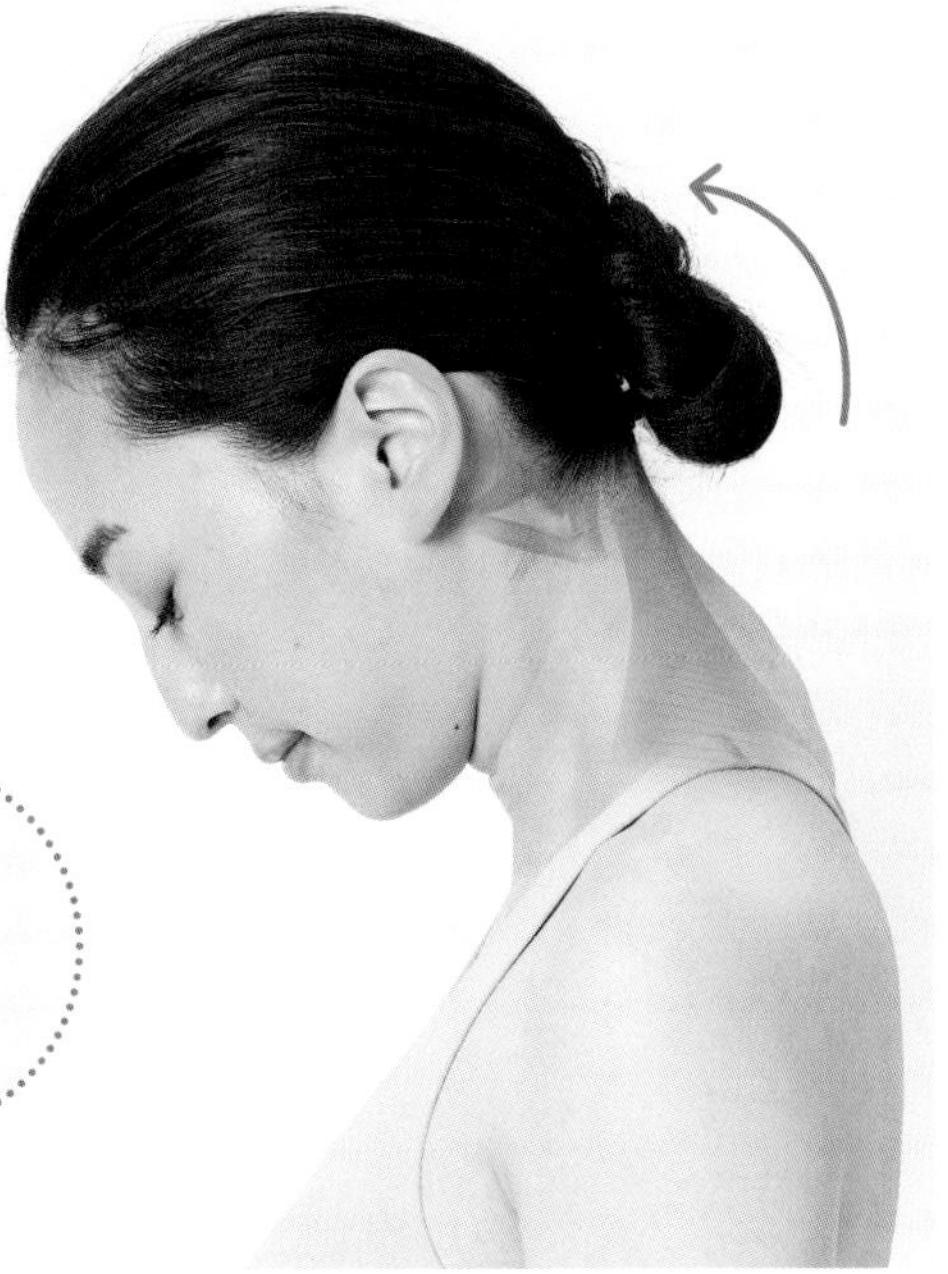

5秒キープ

3

首の横側を伸ばすように頭をゆっくり右に倒す

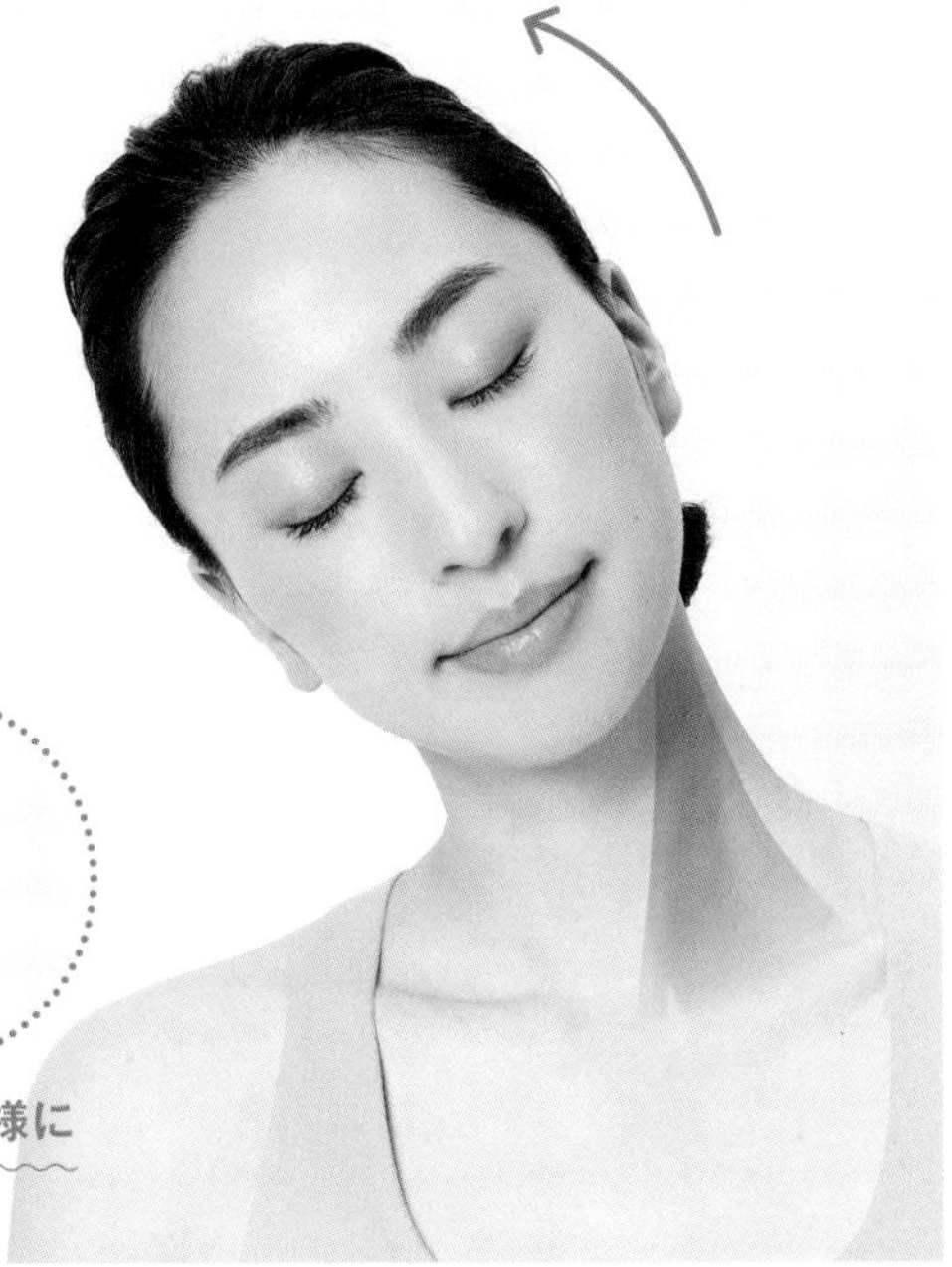

5秒キープ

反対側も同様に

不調 7

肩のこり、痛み

肩のストレッチ

上半身をねじる動きでわきや胸のリンパと血液の流れがアップ。肩周りの循環がよくなり、こりや痛みがスッとやわらぎます。

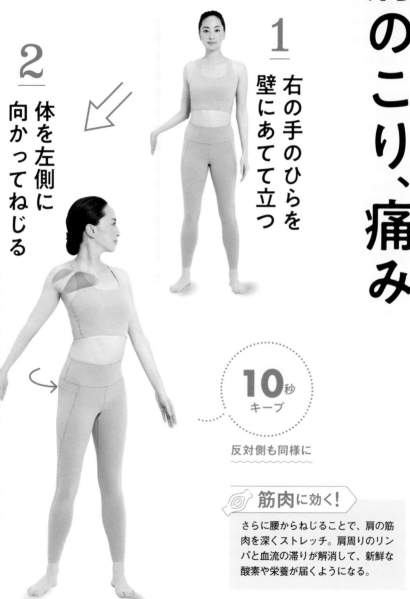

1 右の手のひらを壁にあてて立つ

2 体を左側に向かってねじる

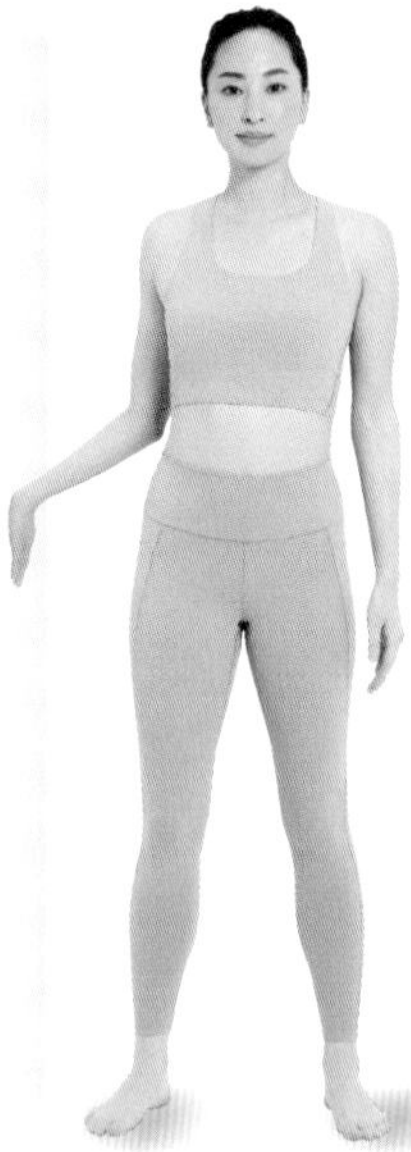

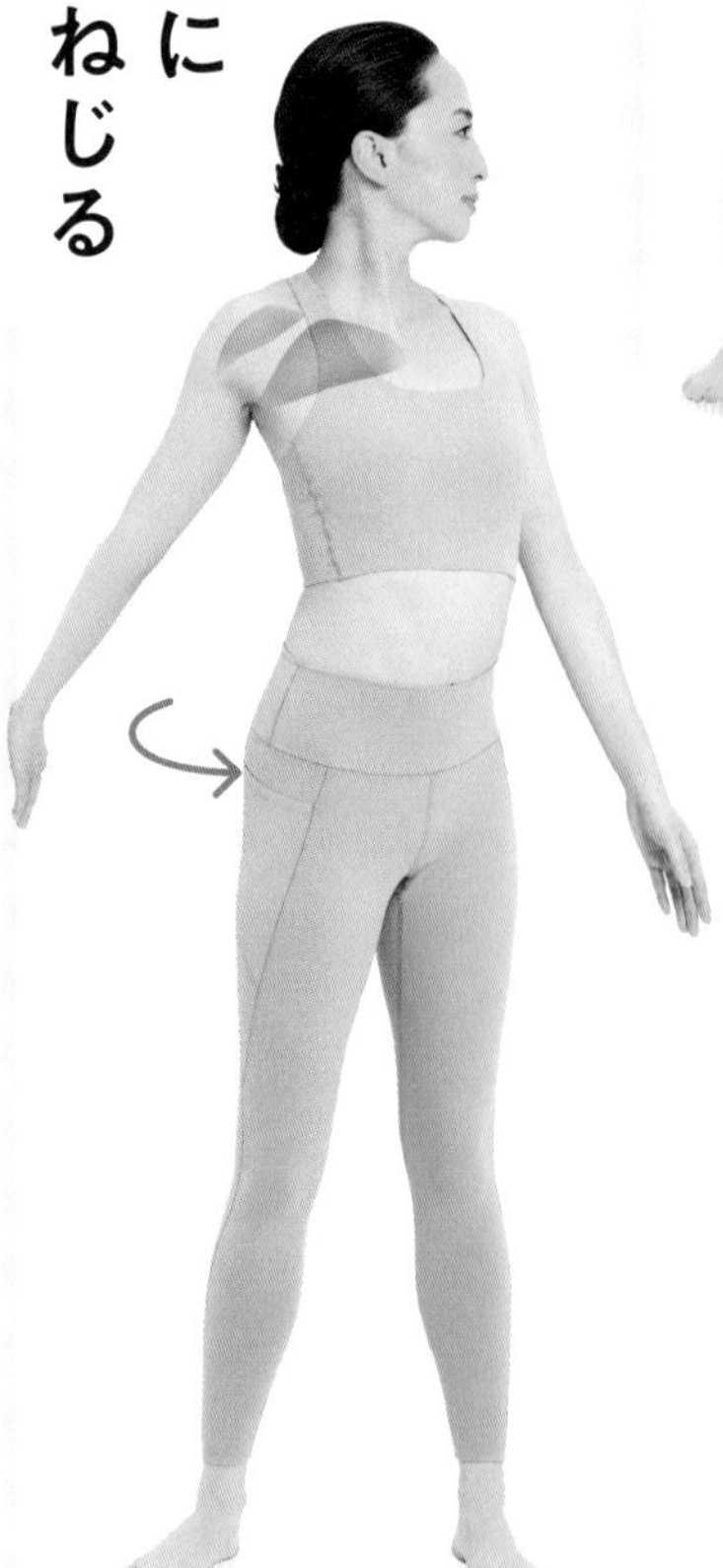

10秒キープ

反対側も同様に

筋肉に効く！

さらに腰からねじることで、肩の筋肉を深くストレッチ。肩周りのリンパと血流の滞りが解消して、新鮮な酸素や栄養が届くようになる。

肩回し

肩こりに効くツボ「肩井《けんせい》」を押しながら行うことで、さらに肩の深層の筋肉を刺激。肩への血流が増して筋肉の張りが軽減します。

1 右手の中指で左肩のツボを押す

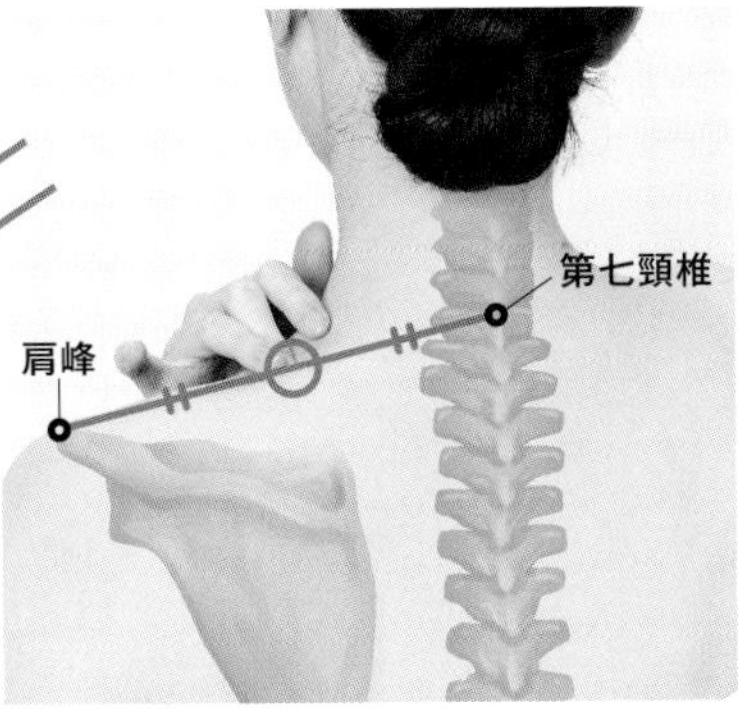

このツボが効く!

首の後ろのボコッとした骨（第《だい》七頸椎《ななけいつい》）と肩先のボコッとした骨（肩峰《けんぽう》）を結んだ中央が肩井のツボ。

2 ツボを押したまま、肩を前後に回す

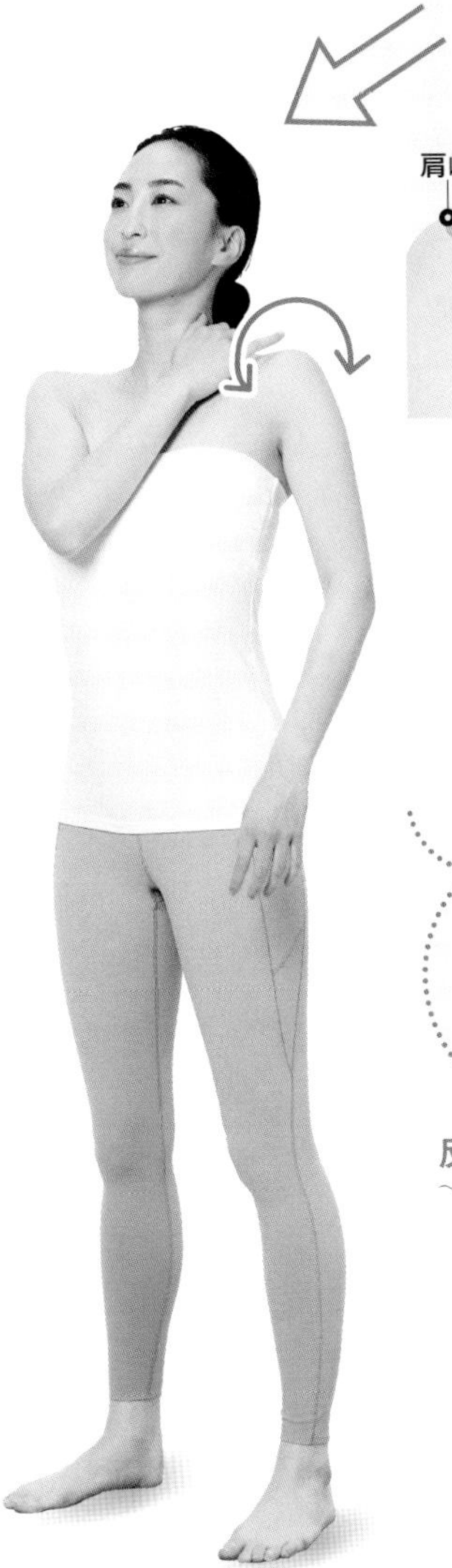

前後に 3回ずつ

反対側も同様に

不調
8

腰痛

腰のストレッチ

脚に引っかけた手を持ち上げる前屈で、腰の筋肉を広くストレッチ。硬さがとれてリンパの流れや血流がよくなり、痛みがやわらぎます。

1 ひざを開いて座り、足裏を合わせる

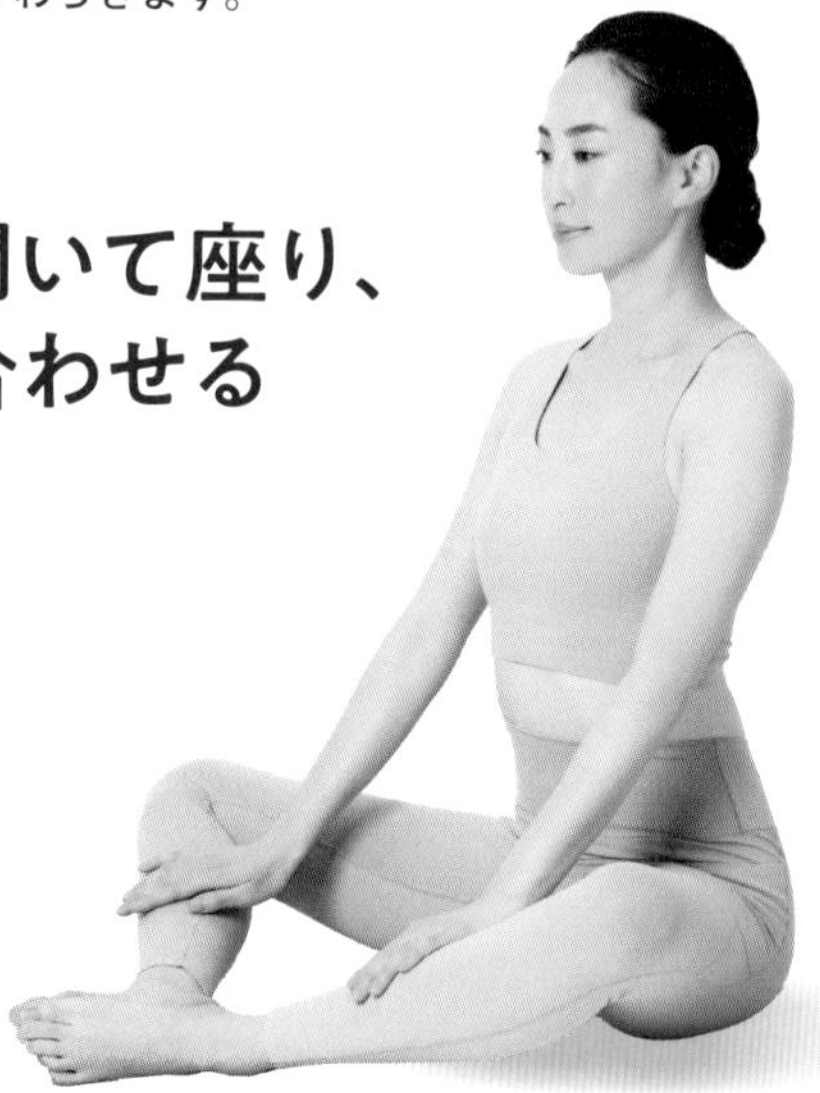

2 両手を脚の下に通し、手のひらを上げる

10秒キープ

筋肉に効く!

体を倒すのではなく、手を上げることで、さらに背中の筋肉が縦にも横にも広がりしっかり伸びる。腰のリンパの流れがアップし、腰に溜まった老廃物を排出。

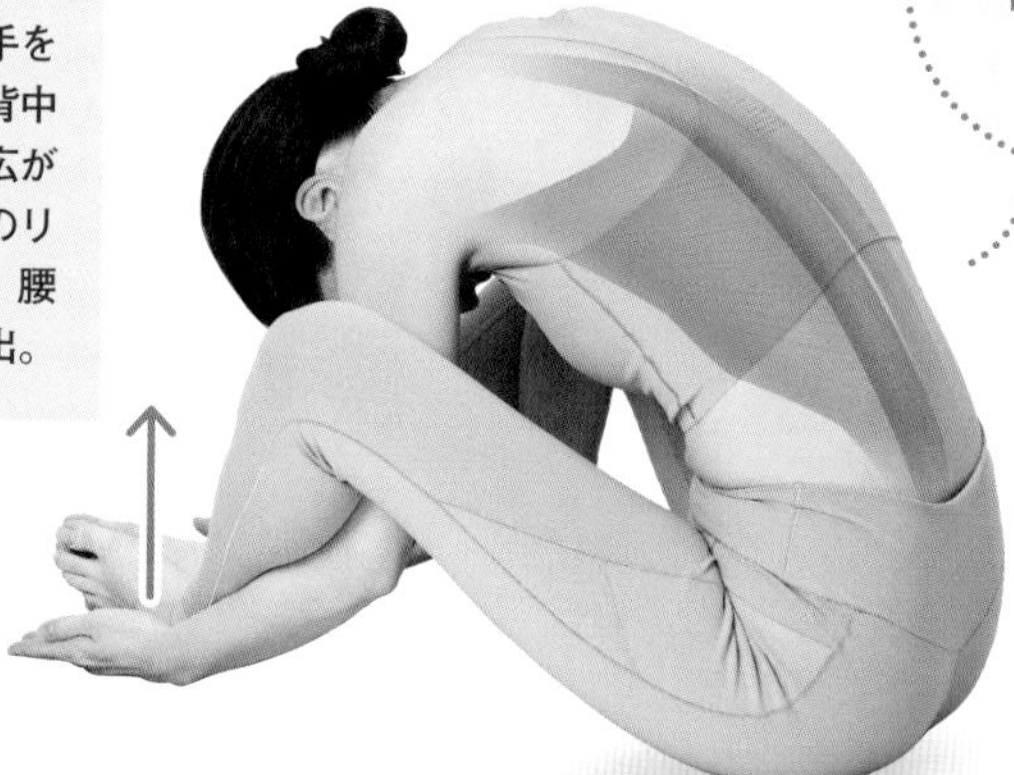

上体反らし

腰痛に抜群に効くツボ「志室《ししつ》」を指圧しながら体を反らせ、固まった腰の筋肉を刺激。体を反らせることでツボにも深く圧がかかります。

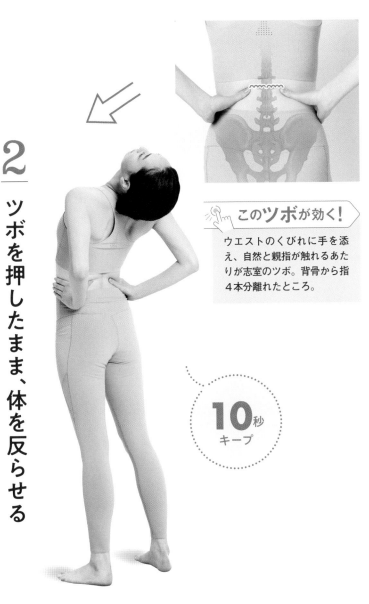

1 両手の親指でツボを押す

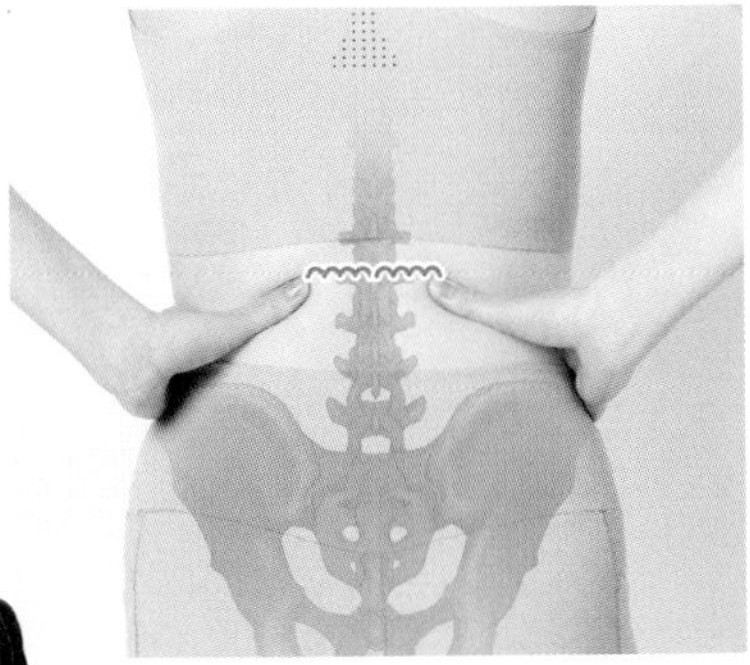

このツボが効く！

ウエストのくびれに手を添え、自然と親指が触れるあたりが志室のツボ。背骨から指4本分離れたところ。

2 ツボを押したまま、体を反らせる

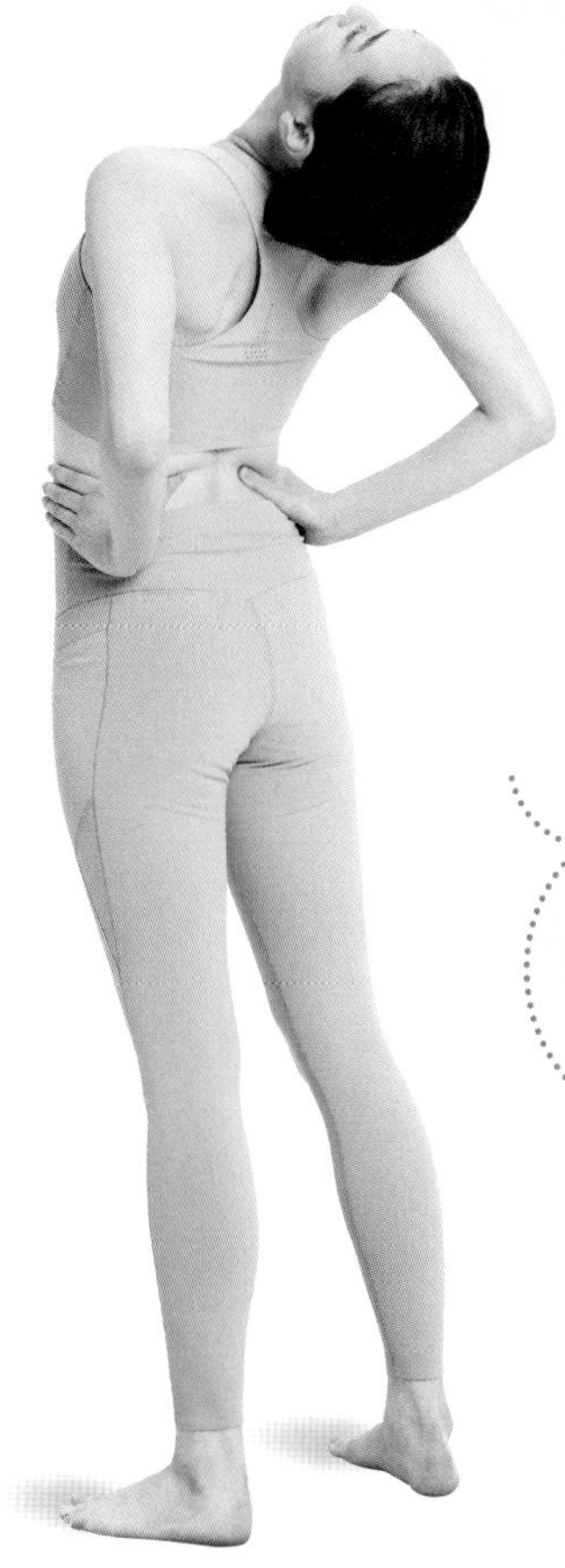

10秒キープ

不調 9

ひざの痛み

ひざのストレッチ

太ももの前側を伸ばすことでそけい部のリンパ節を刺激し、つまりを解消。ひざに溜まった老廃物や疲労物質が流れて痛みのもとを取り除きます。

1 片脚を曲げて、つま先を持つ

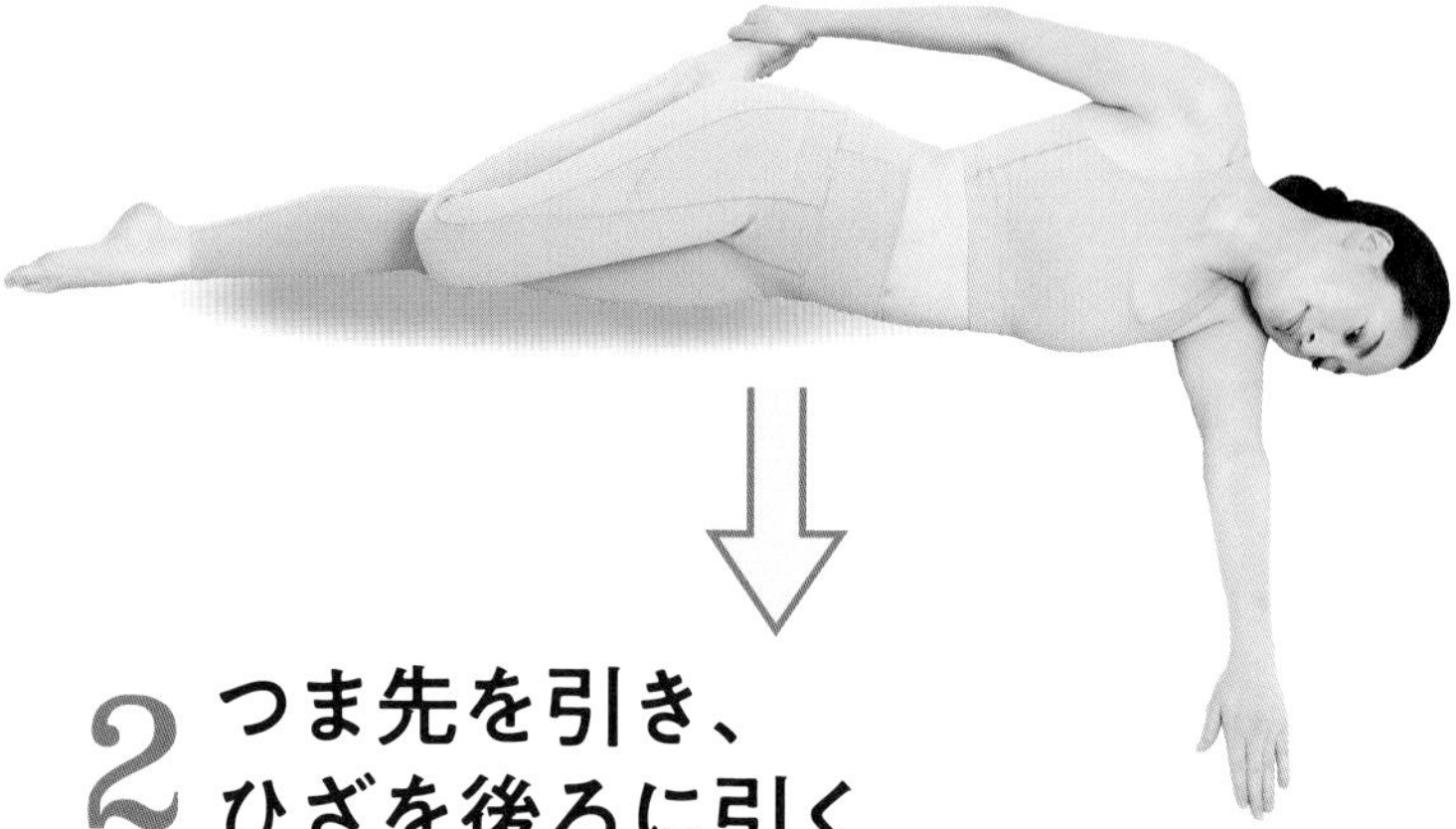

2 つま先を引き、ひざを後ろに引く

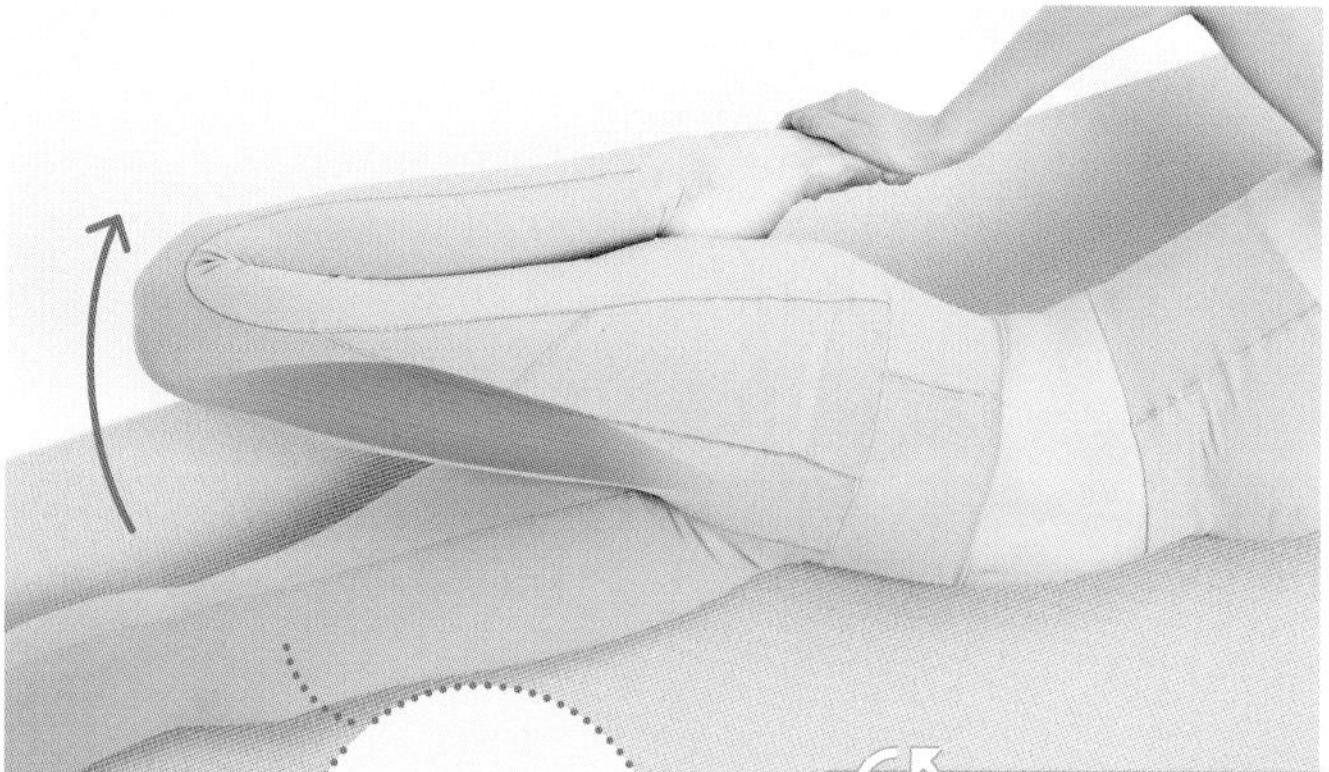

10秒キープ

反対側も同様に

血流リンパに効く!

ひざを後ろに引くと普段縮こまりやすい前ももがしっかり伸びる。そけい部からひざにかけてリンパの流れを改善。

\すき間時間に/
このツボが効く!

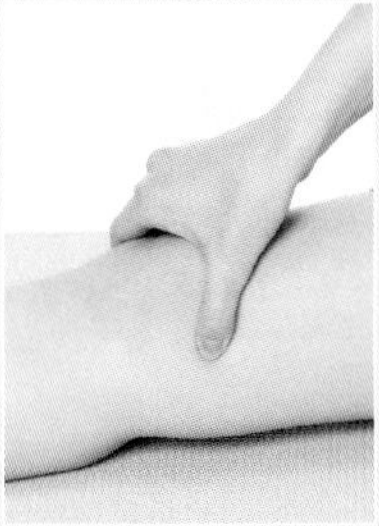

「曲泉《きょくせん》」はひざ周りのリンパや血液の流れをよくするツボ。足を伸ばして力を入れたとき、ひざの内側にできるくぼみのややつま先側。親指を当て、骨に向かって押して5秒キープし、ゆっくり離す。

ワイド スクワット

普段あまり使わない太ももやふくらはぎの筋肉を刺激。滞りやすいひざ裏のリンパを流します。老廃物が排出され、ひざの痛みや疲労解消に。

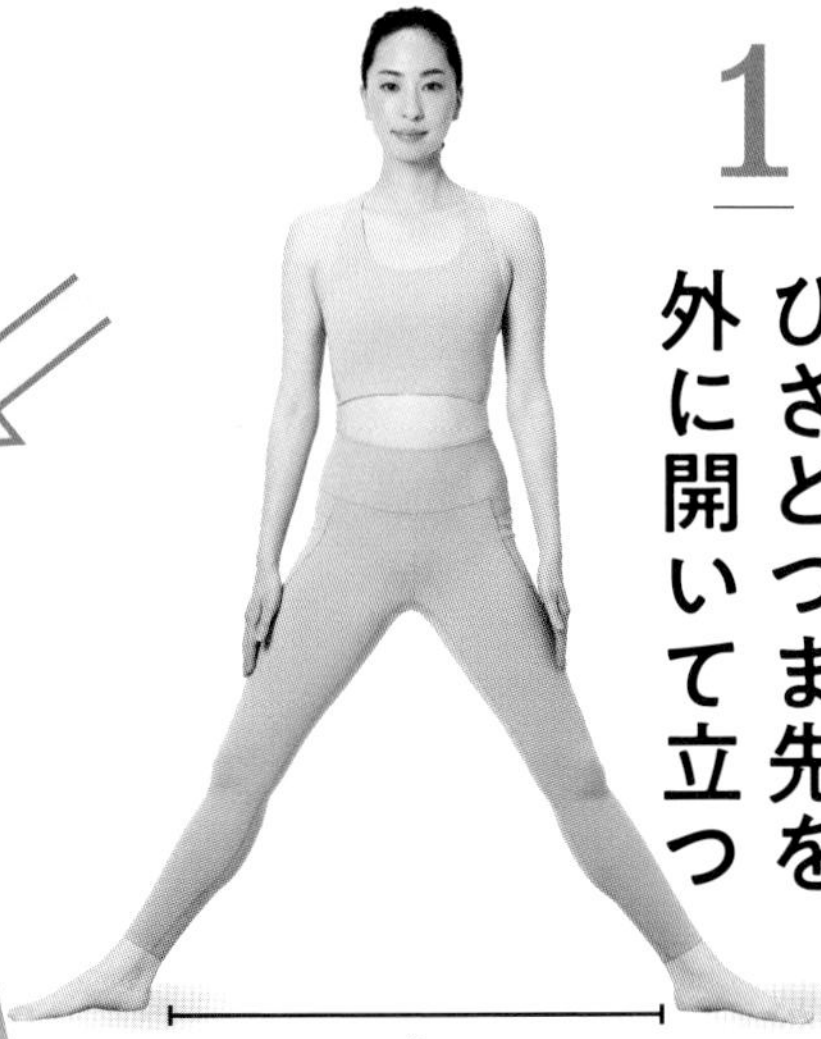

1 ひざとつま先を外に開いて立つ

できるだけ大きく開く

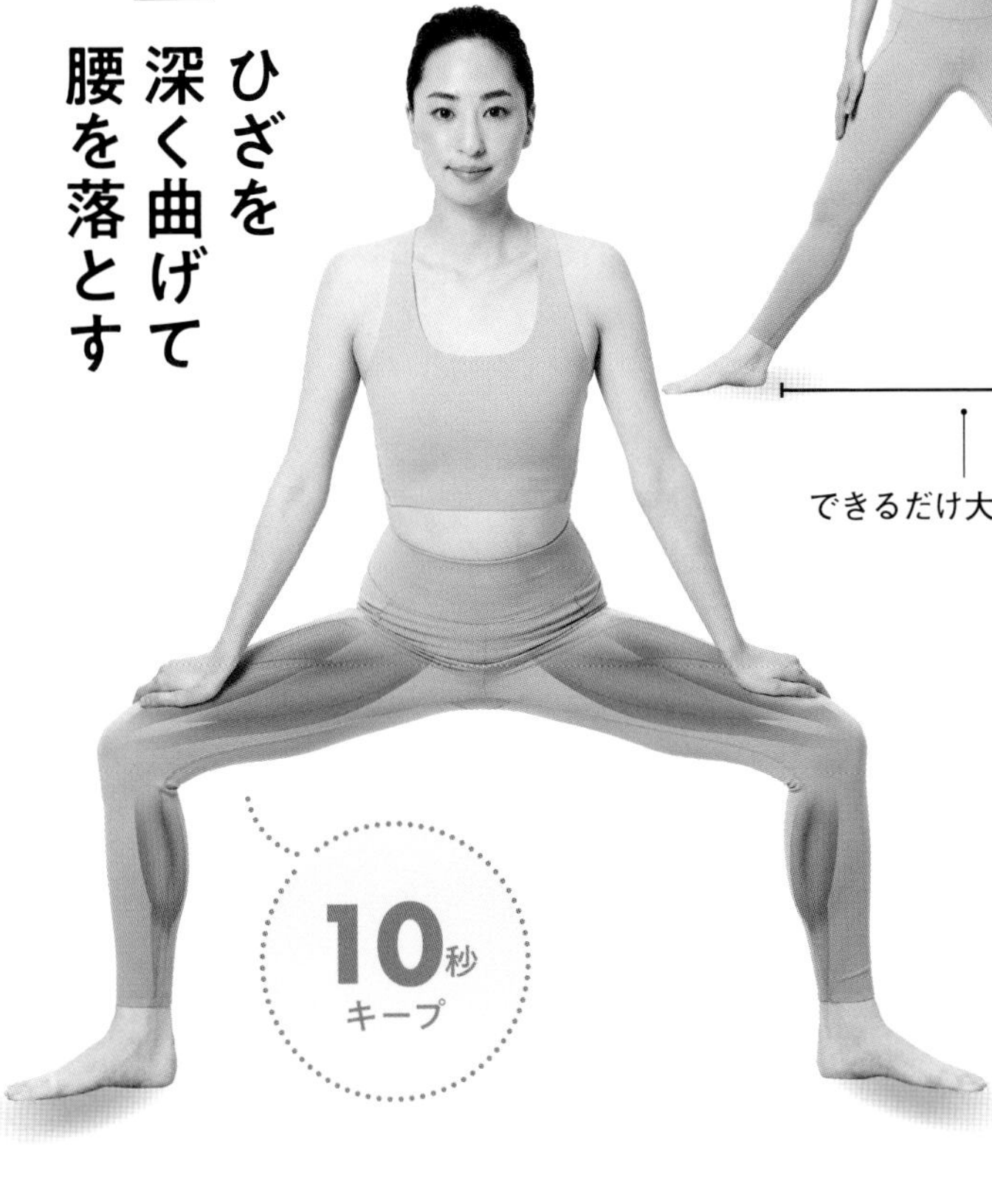

2 ひざを深く曲げて腰を落とす

10秒キープ

不調 10

便秘

座位のツイスト

ツイストで内臓をあらゆる方向から刺激し、腸の動きを活性。手で脚をつかむことで深くねじれ、お腹の深部リンパを一気に流します。

1 脚を伸ばして座り、左脚を右脚の外側におく

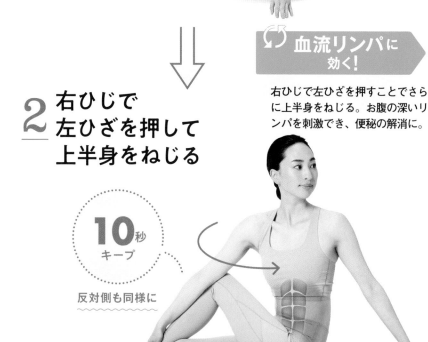

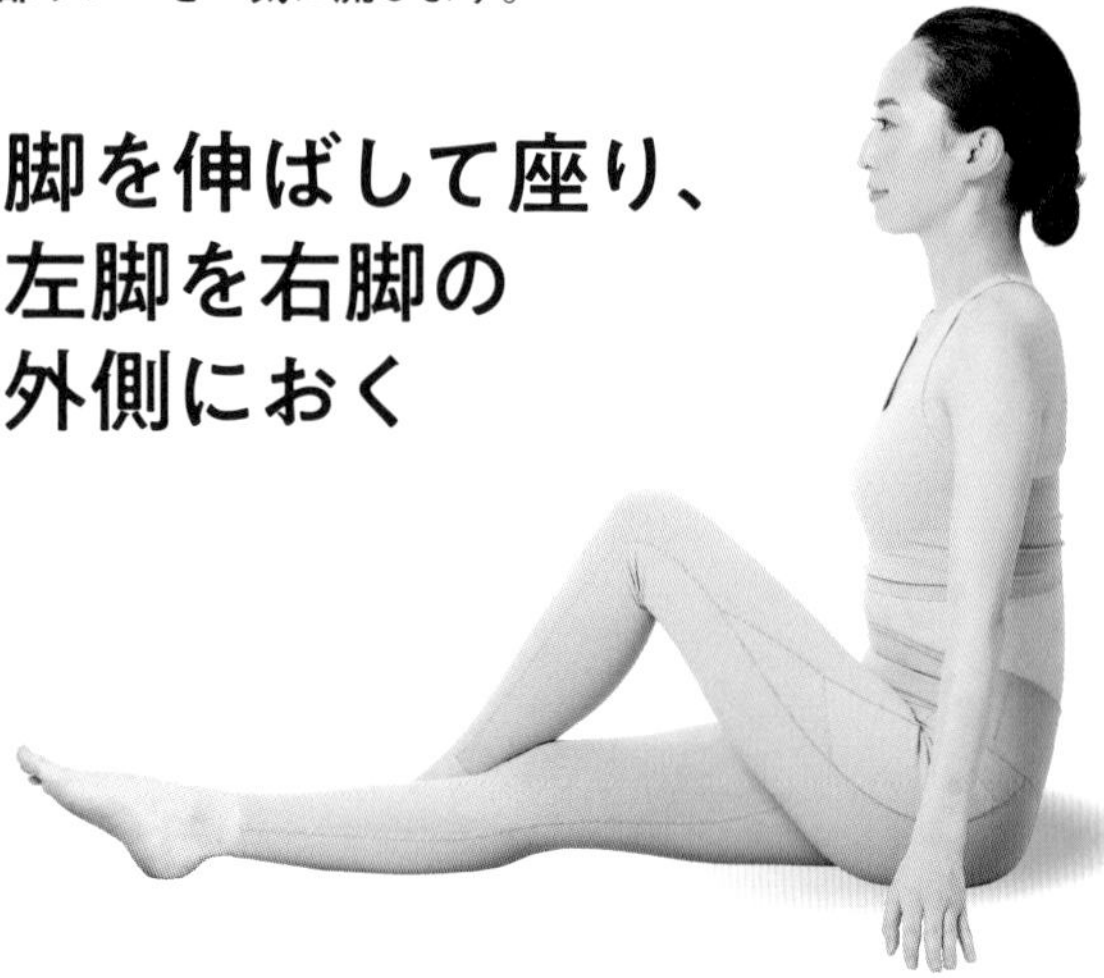

2 右ひじで左ひざを押して上半身をねじる

血流リンパに効く！

右ひじで左ひざを押すことでさらに上半身をねじる。お腹の深いリンパを刺激でき、便秘の解消に。

10秒キープ

反対側も同様に

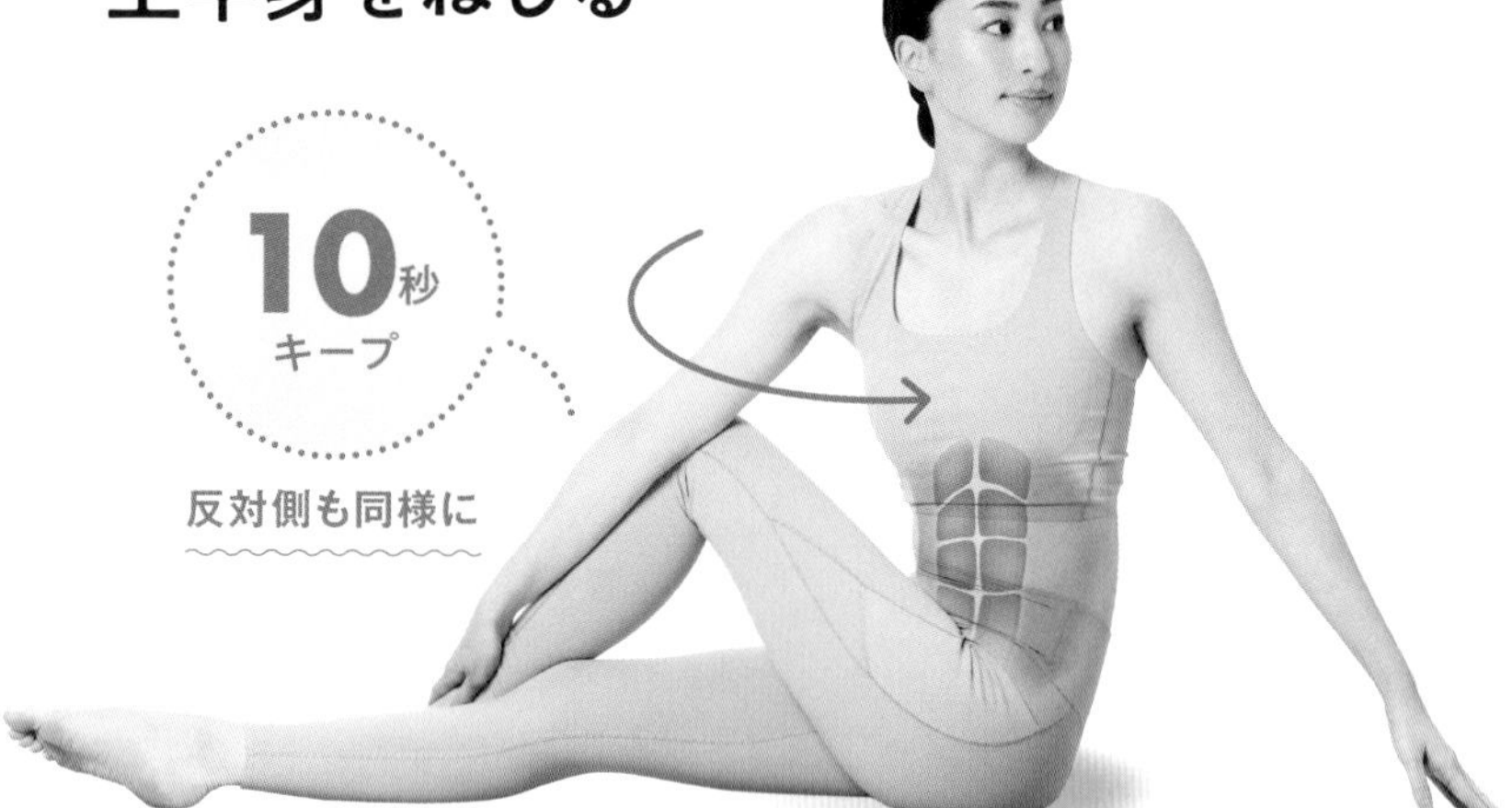

お腹のマッサージ

お腹はリンパやツボが集まる部位。手で直接マッサージすることで、滞っていたリンパと血液を同時に流します。

10回

1

下腹部に手のひらを当ててやさしく押し、離す

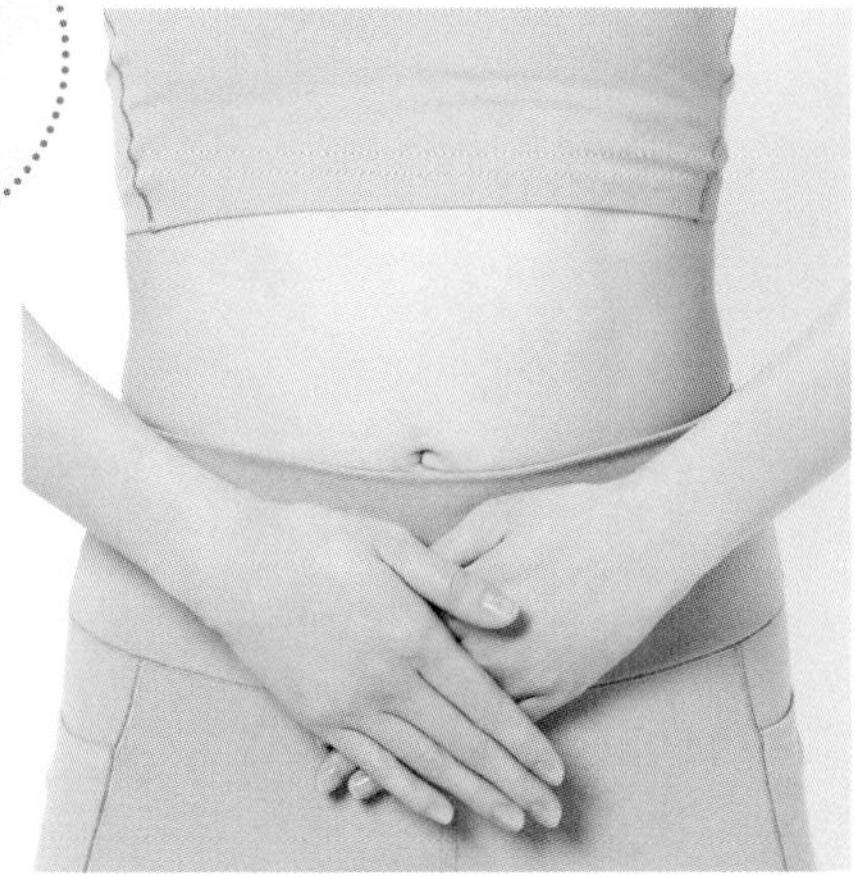

2

手のひらで押したまま、おへそを中心に、お腹を時計回りにマッサージ

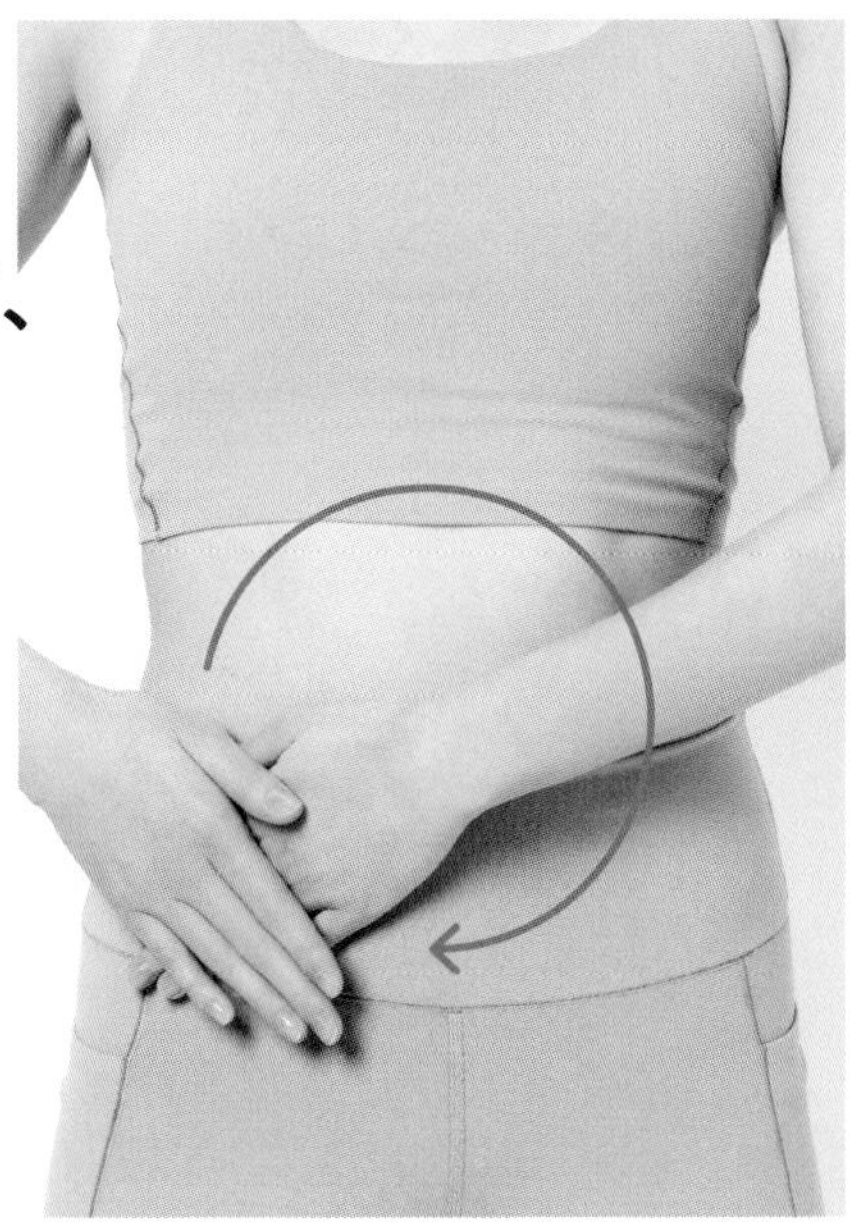

血流リンパに効く!

手のひらで圧をかけることでお腹のリンパを活性。腸そのものも刺激されて動きがよくなり、便通も改善。

不調 11 寝つきが悪い・眠りが浅い

四つ這いバランス

不眠の原因の一つが自律神経の乱れ。中枢神経の通り道である背中の筋肉を中心に、上半身と下半身を大きく動かし、リンパと自律神経の働きを調整することで眠りにつきやすく、深く眠れる体になります。

1 四つ這いになる

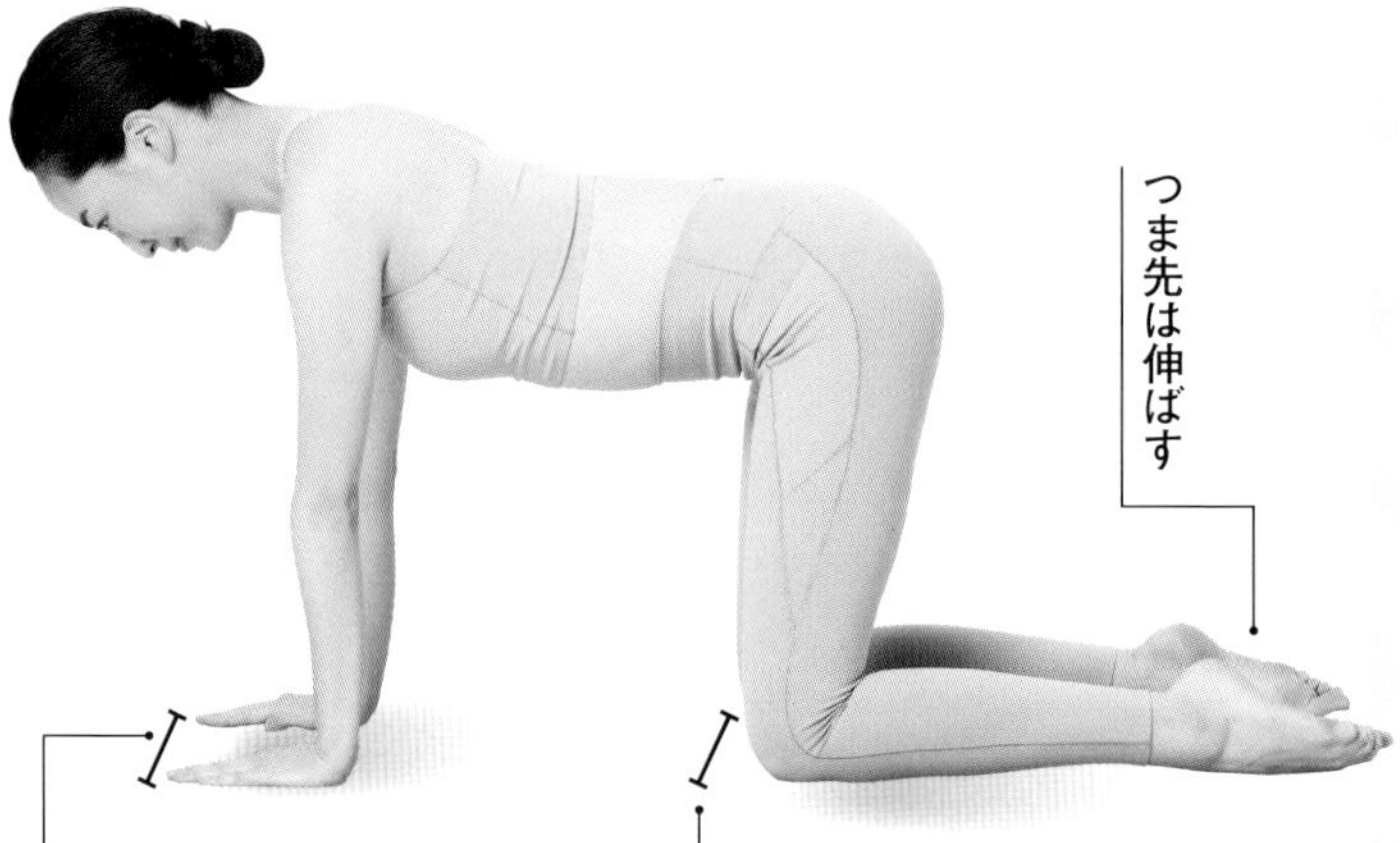

＼すき間時間に／

このツボが効く!

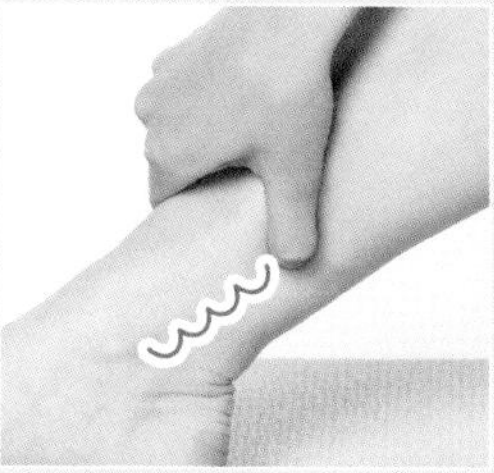

「三陰交《さんいんこう》」を押すと血行がよくなりリラックスし、入眠しやすい状態に。内くるぶしから指４本分上に親指を当て、骨の内側に向かって押す。５秒キープし、ゆっくり離す。

2 右手と左脚をできるだけ高く上げる

10秒キープ

反対側も同様に

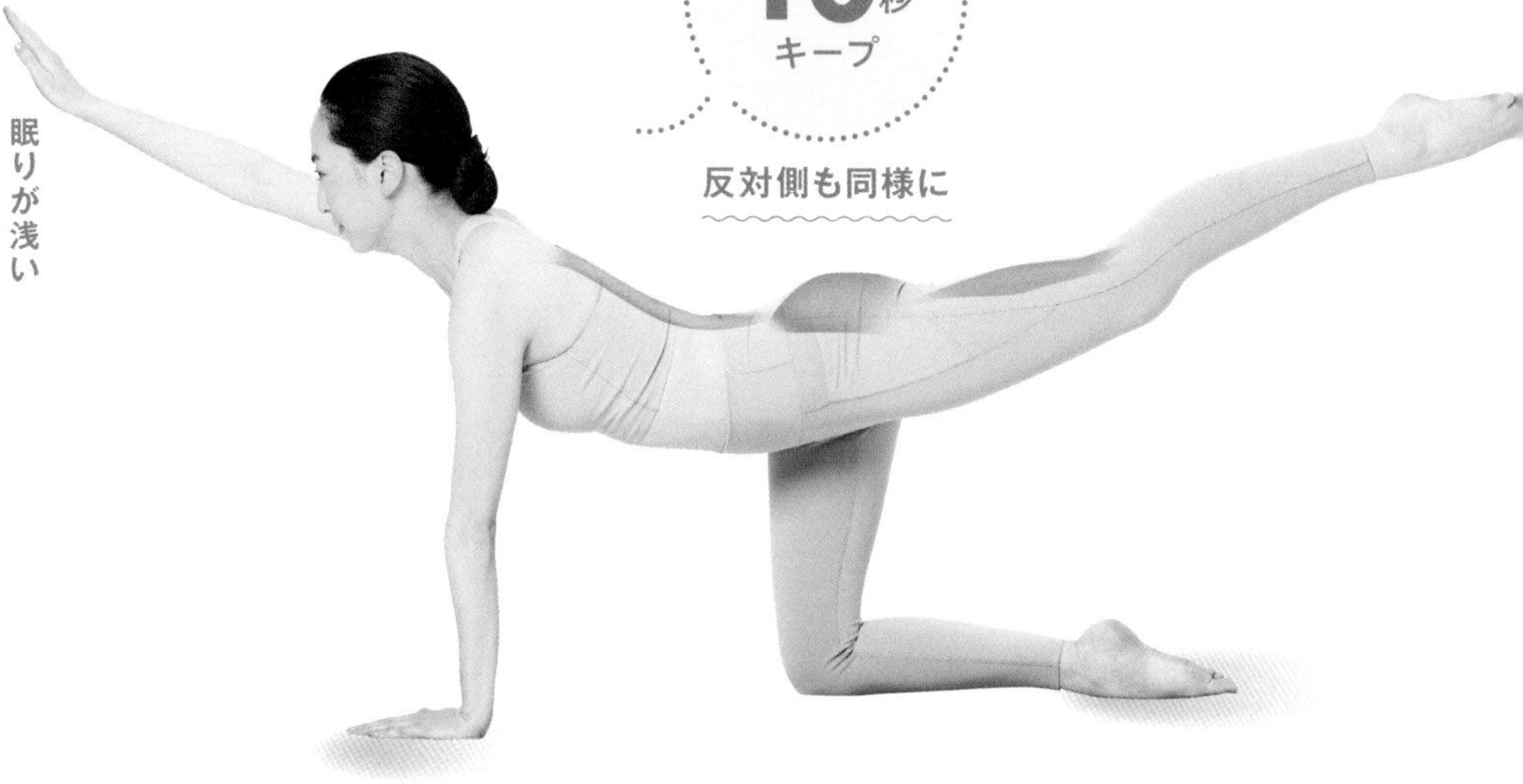

血流リンパに効く!

手と脚をキツイと感じる高さまで上げることで、普段使っていない背中やおしり、もも裏の筋肉が満遍なく使われます。わきや背中、そけい部など全身のリンパの流れがアップ。

不調 12

頻尿

内ももトレーニング

頻尿をはじめ尿に関するトラブルの原因は骨盤底筋の衰え。内ももを締める動きは普段使いにくい筋肉を刺激し、お腹やそけい部のリンパもドバッと流します。

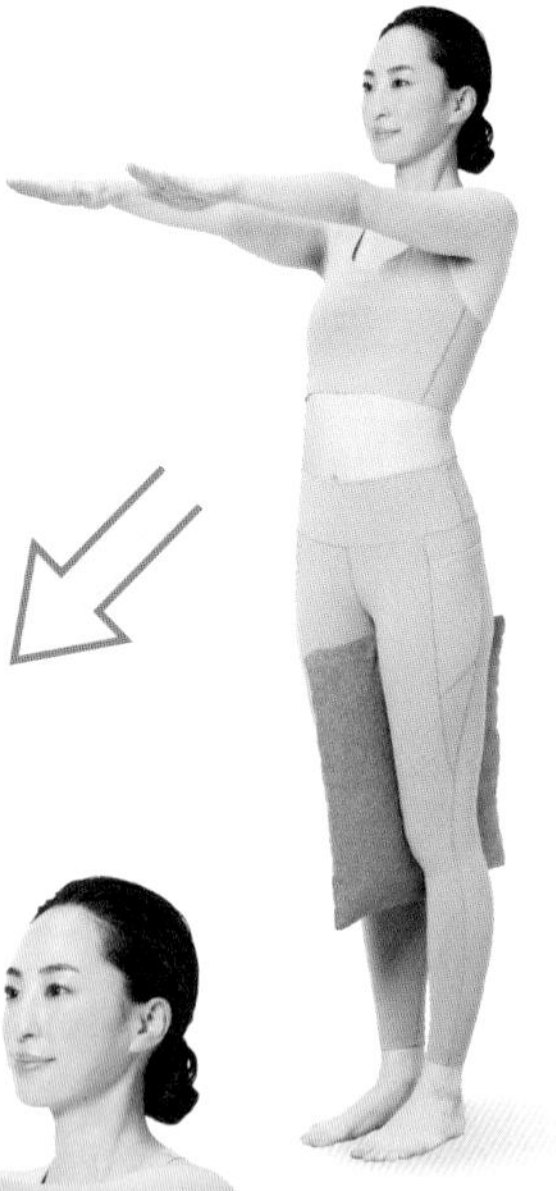

1

おしりの穴を閉めて内ももにクッションを挟み、両手を前に伸ばす

2

手を伸ばしたままひざを曲げてスクワット

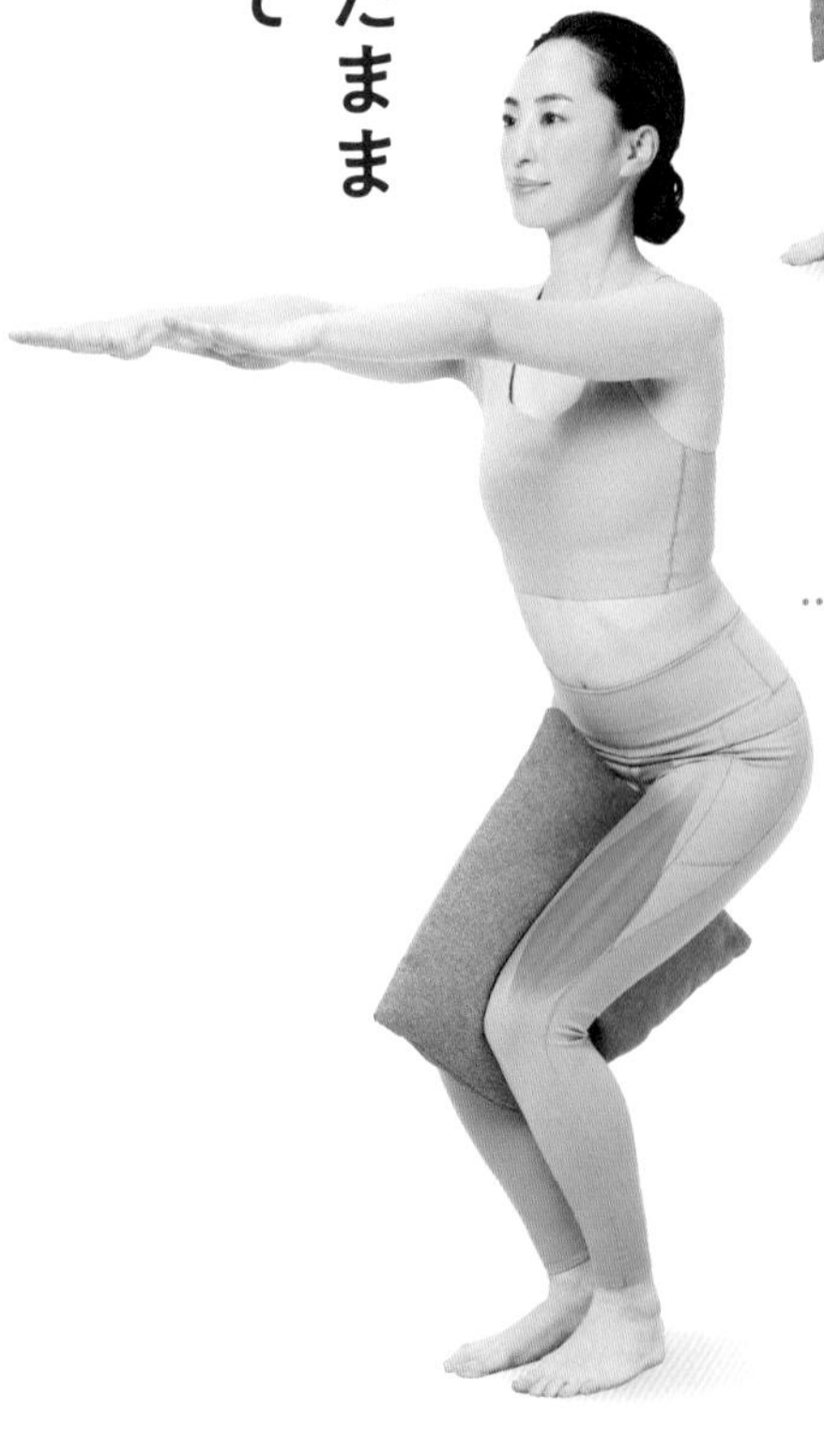

10秒キープ

1・2を3セット

筋肉に効く!

女性は脚の筋肉が男性より少なく、運動不足になると弱る一方に。クッションを落とさないようしっかり力を入れて挟むことで、衰えやすい内ももの筋肉が効率的に鍛えられる。

ツボ押しブリッジ

排尿のトラブルに効くツボを指圧しながら、体を持ち上げてキープ。下半身を中心に骨盤周りの筋肉が鍛えられ、頻尿を改善します。

1 仰向けになってひざを立て、ツボを押さえる

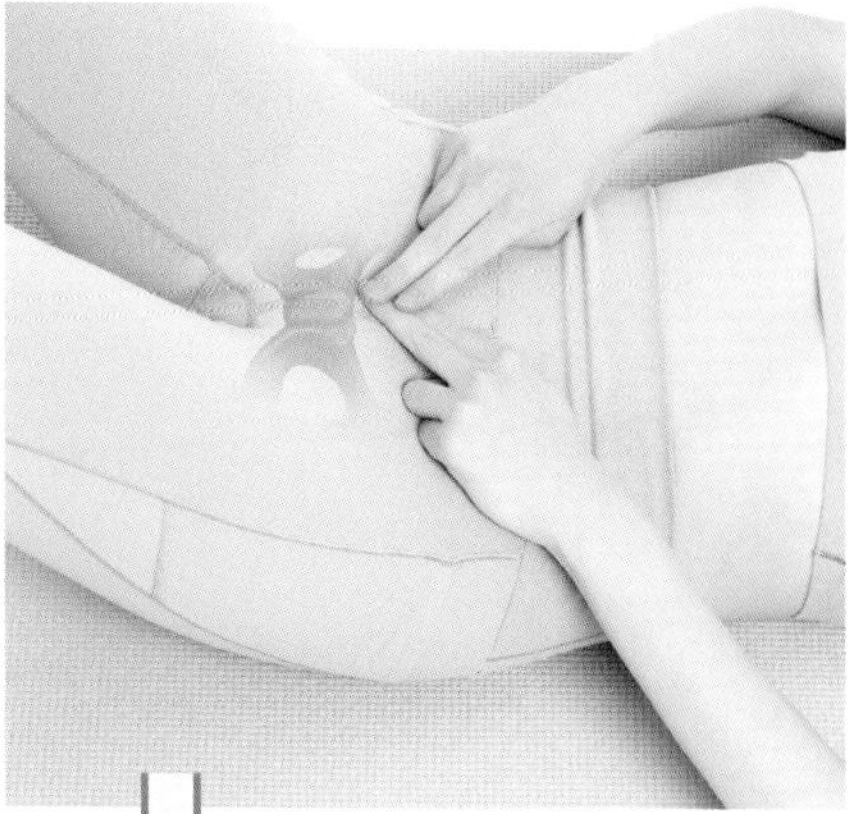

このツボが効く!

恥骨に位置する「曲骨《きょくこつ》」は頻尿や残尿感など排尿のトラブルに効くツボ。恥骨のすぐ上に人差し指と中指をあて、やさしく押す。

2 ツボを押したまま骨盤を上げる

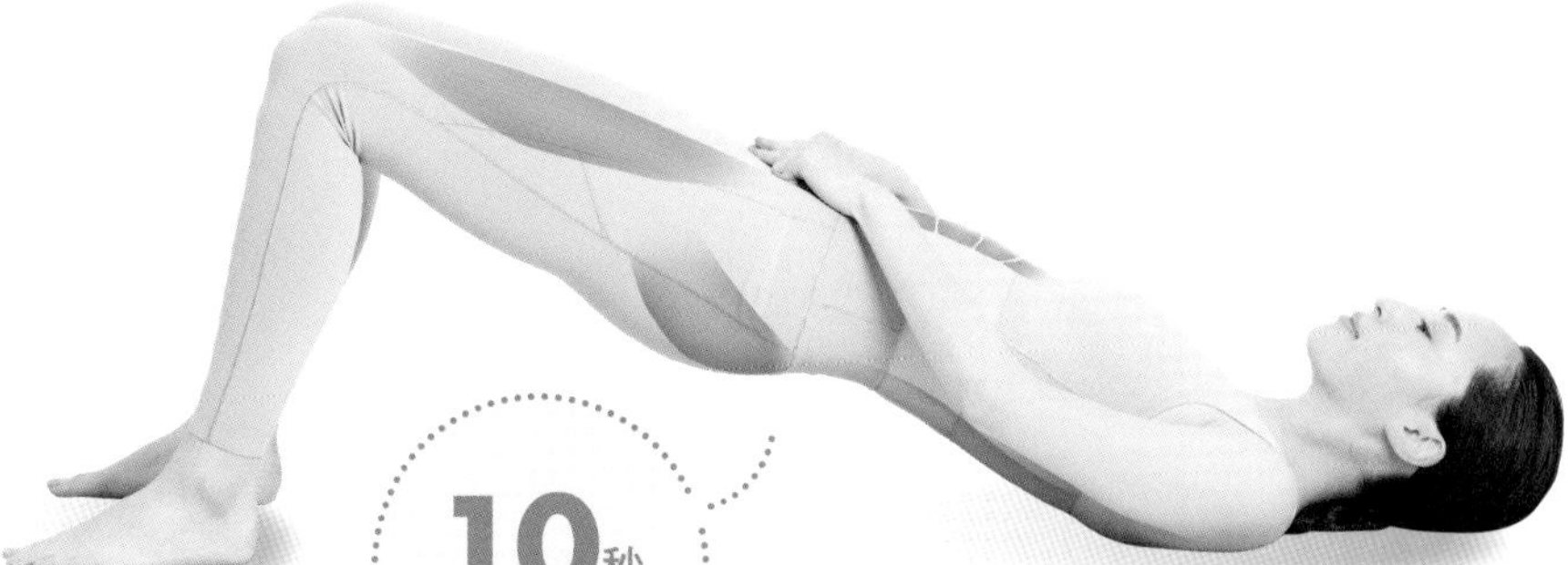

10秒キープ

筋肉に効く!

ひざが開かないように脚を閉じる意識を持つことで、骨盤底筋が鍛えられる。

不調13

肌のたるみ・シワ

たるみ&シワ撃退顔トレ

目元の筋肉が衰えると肌のシワやたるみの原因に。この簡単筋トレを日課にすると、リンパの流れと血流アップのダブルの効果で肌のツヤも増します。

1

両手をこめかみに添えて引っ張る

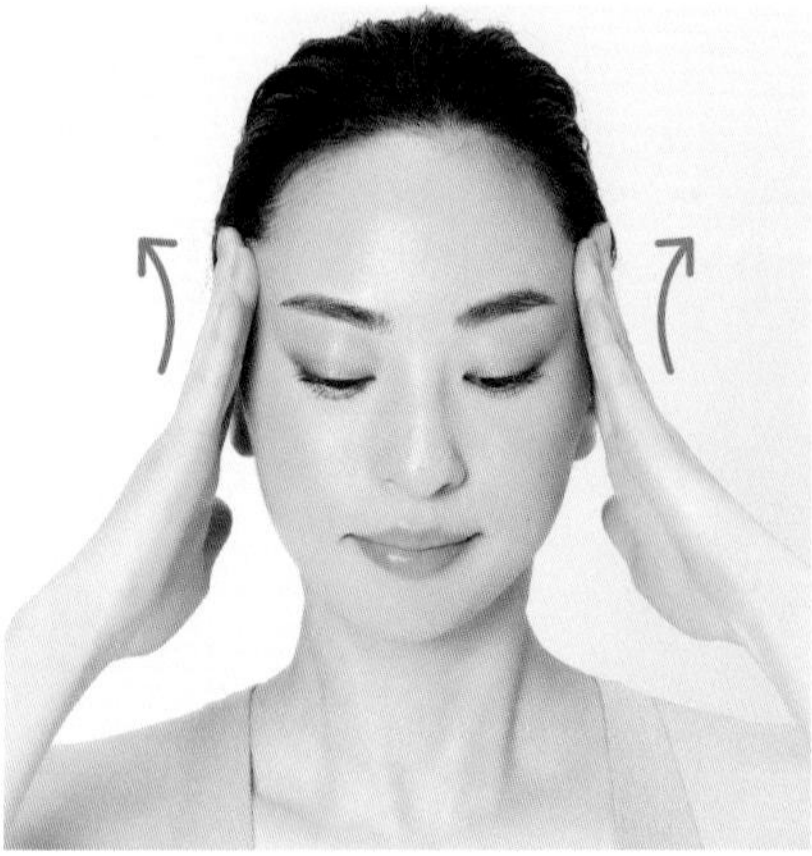

2

引っ張りながら目を閉じる

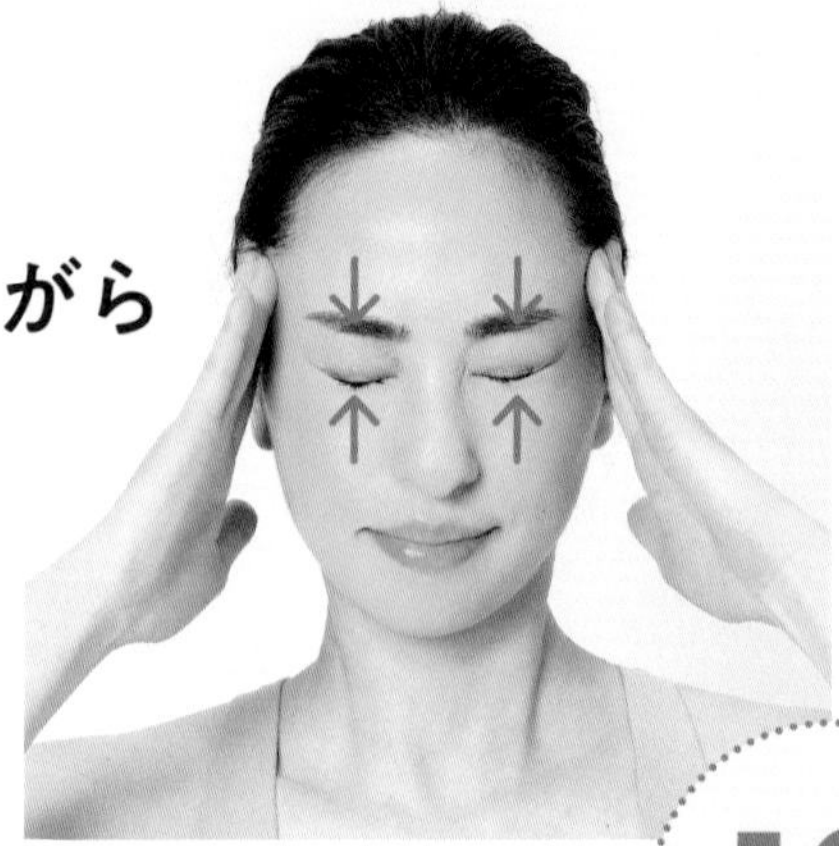

10秒キープ

血流リンパに効く!

目尻を引っ張りながら目を閉じることで目の周りの筋肉が鍛えられる。周りのリンパや血液の流れがよくなり、目元のシワやたるみを改善。

たるみ解消エクササイズ

首の前面の筋肉が衰えるとたるみに直結。ここを伸ばすとフェイスラインがすっきりし、リンパの流れも改善。肌も明るくなります。

1

10回

下あごを突き出して「イー」と言う。これをすばやく10回行う

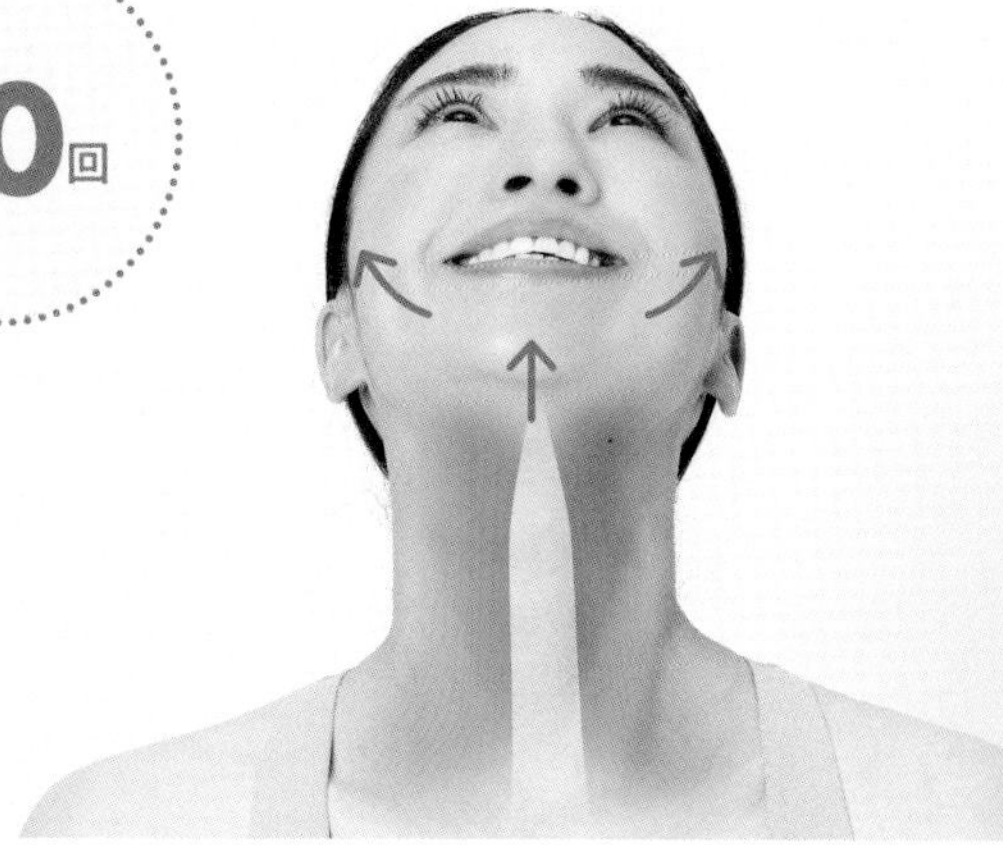

2

あごを押す。これを10回行う

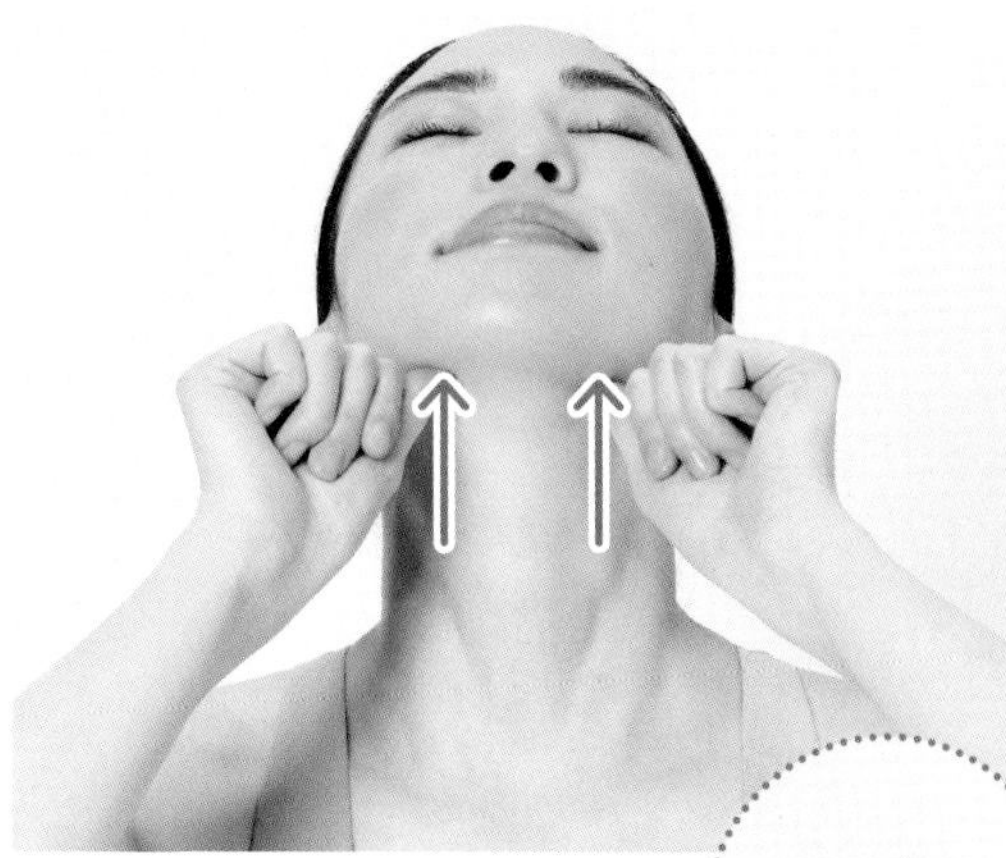

10回

血流リンパに効く!

親指であごを押すことで縮まりやすいあごの筋肉がさらに伸び、首の深部リンパのつまりがとれる。

不調
14

薄毛・白髪

耳の周りのマッサージ

耳周辺の毛細リンパ管をマッサージすることで頭部への血流やリンパの流れがアップ。毛根に栄養が届いて髪の発育がよくなります。

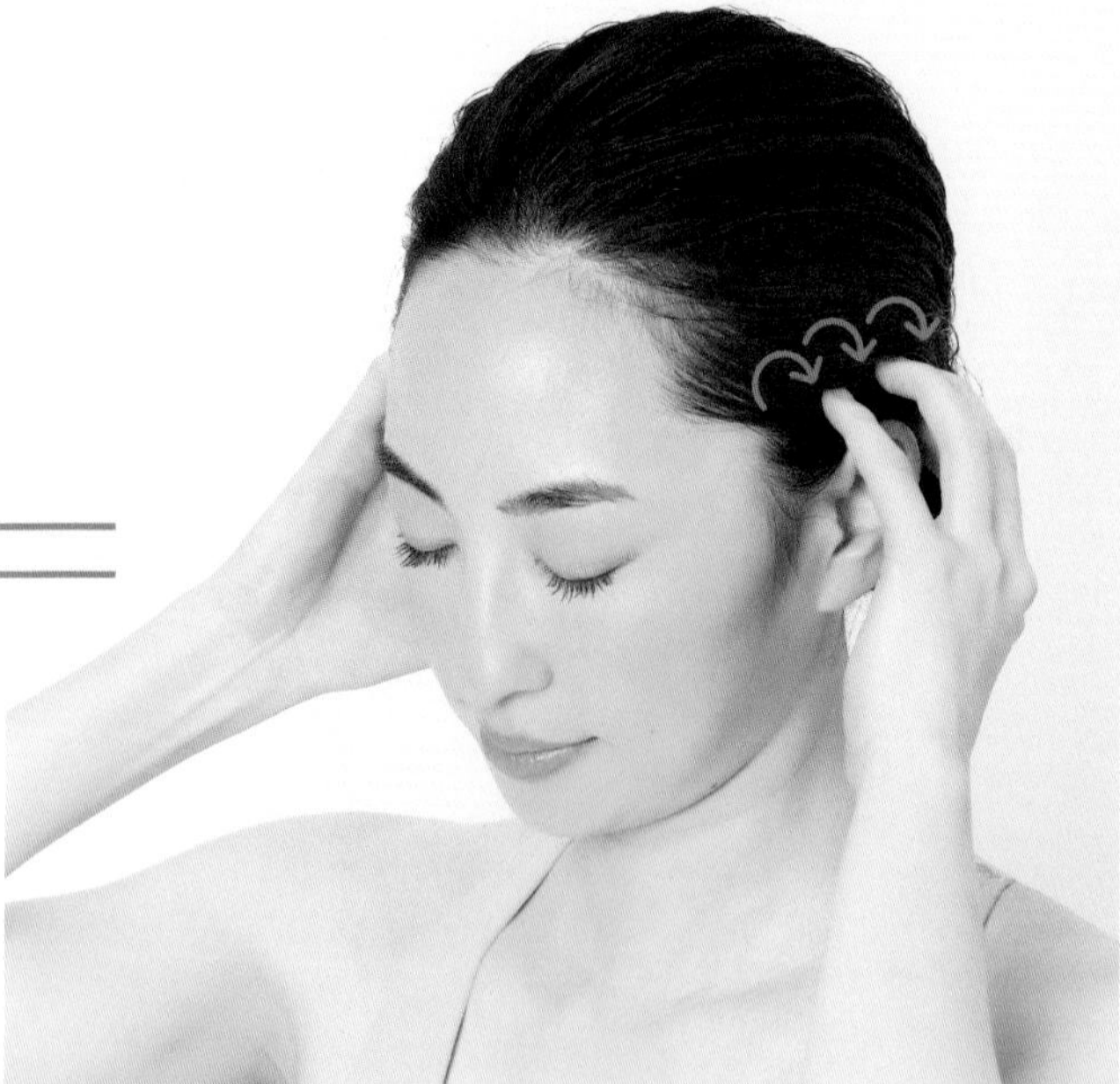

1

耳を包むように指先をおき
円を描くようにマッサージする

頭皮のマッサージ

頭部には浅いリンパがたくさん流れており、やさしくもむだけで流れが改善。地肌の血行がよくなり、抜け毛や白髪を防ぎます。

\すき間時間に/

このツボが効く!

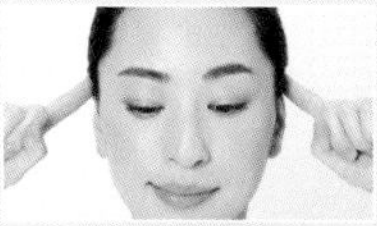

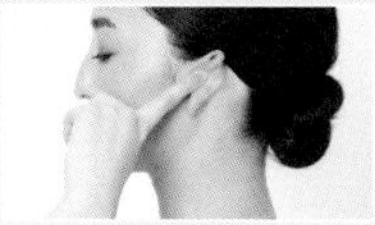

「角孫《かくそん》」は頭部への血流を促すツボ。耳を前方に折り曲げて、先端部分が頭に当たるところに人差し指を当て、頭の中心に向かって５秒押す。左右同時に行う。

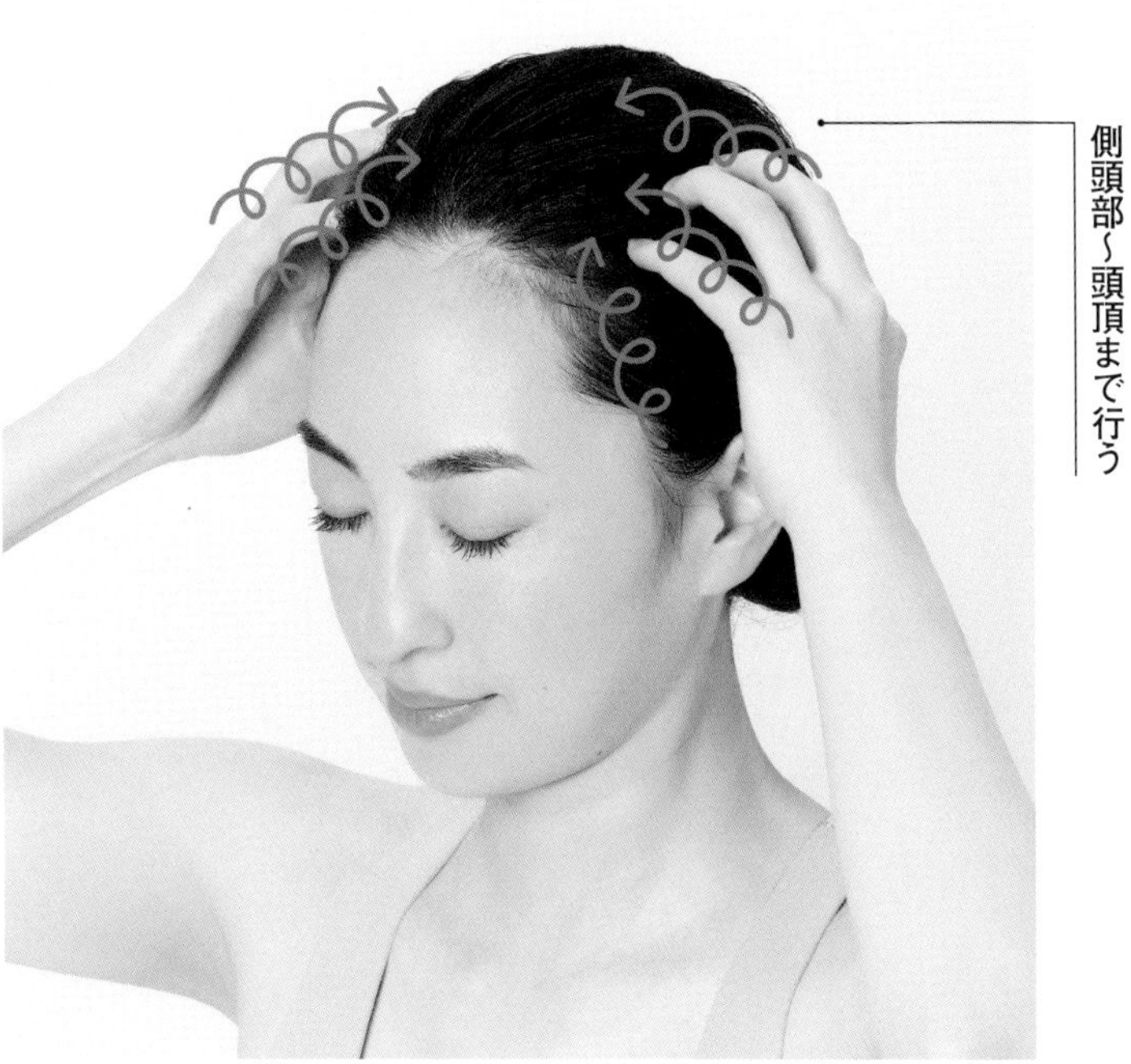

2

そのまま、指で小さく円を描きながら頭頂部に向かってマッサージする。指の位置を後ろにずらし、後頭部も同様に行う

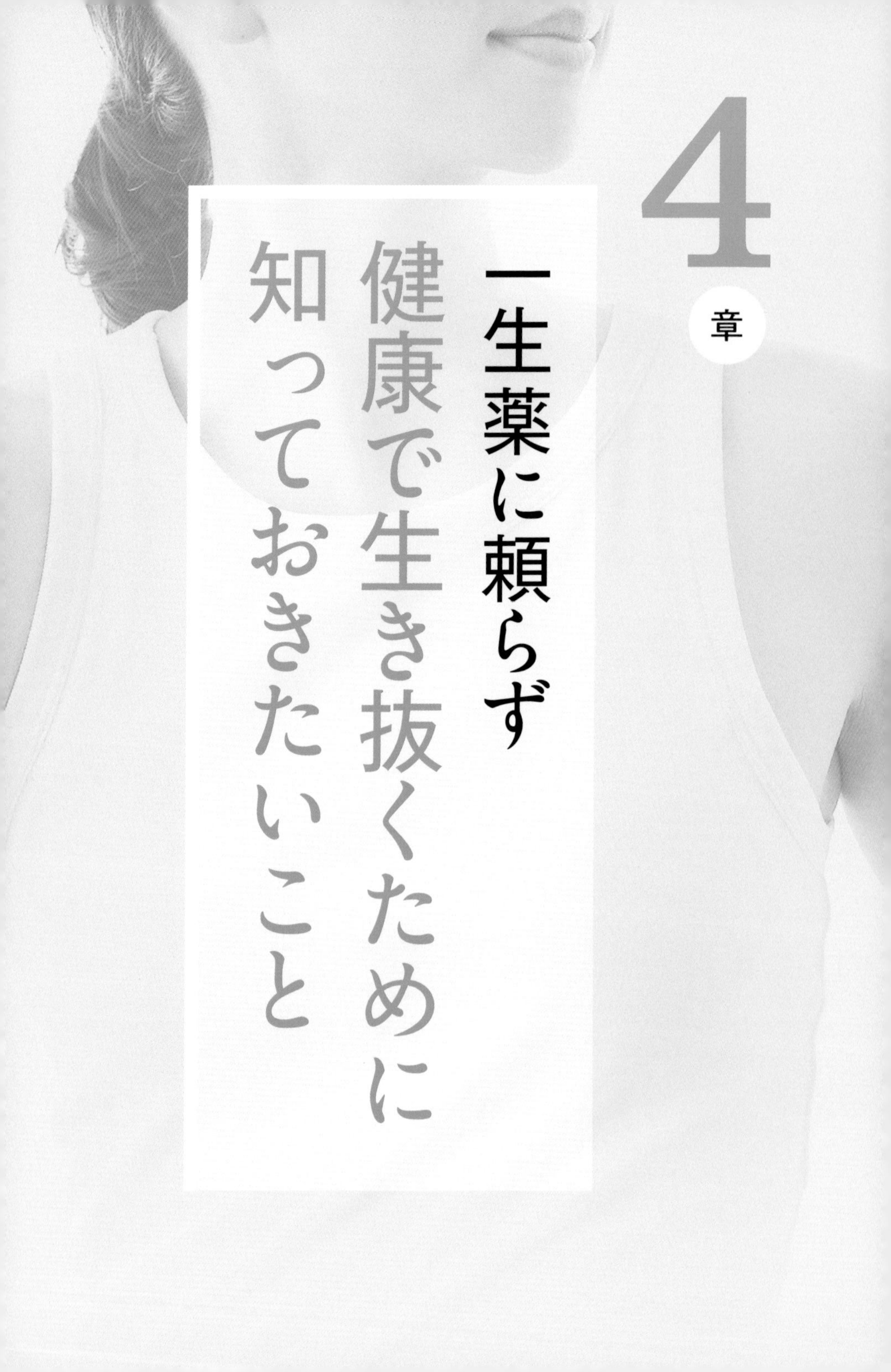

4章

一生薬に頼らず 健康で生き抜くために 知っておきたいこと

ここでは、日々の血流リンパストレッチと合わせて、
日常生活でできることや気をつけたいことについてご紹介します。
普段の食事の摂り方や生活習慣次第で、
私たちの健康状態は大きく変わります。
テレビやインターネットの情報が必ずしも正しいとは限りません。
この章ではみなさんの多くが勘違いしている情報の真偽を解き明かし、
一生健康でいられるための方法をお伝えしたいと思います。
日々の積み重ねによって、リンパと血液の流れをますますよくしていきましょう！

1

野菜中心の食事が寿命を縮める！

現代人は深刻なタンパク質不足

血流が悪い、リンパの流れが悪い、これらは毎日の食事も大きな要因です。リンパの流れや血流に重要なのは、それらの輸送を行う血管やリンパ管が強くしなやかであること。そのためにはタンパク質が不可欠です。しかし厚生労働省の「国民健康栄養調査」で、現代の日本人のタンパク質摂取量が１９５０年代と同水準であるとわかったのです。ショッキングな話ですが、現代人は戦後間もない頃と同じくらい栄養失調の人が多いということ。日々余った食べ物がたくさん捨てられ社会問題にもなっているのに、どういうことなのでしょう。

健康の意識が高い人ほど「野菜中心の食事を摂ろう」と考え、またお肉や脂の多いもの、ハムやソーセージなども避ける傾向にあります。しかし、そうした野菜中心の食事はタンパク質抜きダイエットをしていることと同じ。タンパク質不足が続くと、リンパ管がもろくなります。そうするとリンパの流れが悪くなって有害物質の回収ができなくなり、免疫力もどんどん下がっていきます。血管も同じで、つまったり破れやすくなったりするリスクがどんどん高まるのです。人間の体は筋肉も血管もすべてタンパク質でできているということを忘れてはいけません。年を重ねるごとにお肉を好んで食べなくなったという人は要注意。体を使っていないために細胞の新陳代謝が悪くなっている証拠です。今まで使っていない筋肉を使えるようになると、体が自然とタンパク質を欲するようになるでしょう。

2

卵、牛乳は完全食品！ 毎日摂れば不調知らず

タンパク質不足解消におすすめなのが卵と牛乳です。タンパク質を構成するのは20種類のアミノ酸で、体内で分解された後、私たちの体に必要なパーツとして、新たに合成されます。20種類のうち11種類は体内で作られますが、食事から摂るしかない残りの9つを必須アミノ酸といいます。肉や魚などタンパク質の多い食材もアミノ酸レベルで見ると含有量が異なり、例えば大豆は植物性タンパク質は多いものの、肌や筋肉を作る際に必要なアミノ酸が少ないといったこともあります。その点、優秀なのが卵と牛乳。**普段の食事に卵や牛乳を足すだけで必須アミノ酸を完璧に摂ることができる**のです。

「卵は一日一個まで」は昔の話

卵はタンパク質が豊富で、特に黄身には20種類すべてのアミノ酸が含まれています。昔は高コレステロールはよくないと言われていましたが、コレステロールは細胞膜の原料にもなるなど大事なもので（P107）、厚労省も2015年に上限を撤廃しています。卵の栄養価からみれば一日2、3個は食べてほしいもの。卵には、その栄養を最大限に引き出す完璧な食べ方があります。それは半熟の目玉焼きやゆで卵のように、白身は固めて黄身は固めないということ。そうすると卵黄に含まれる腸内環境を整えてくれるビタミンB7（ビオチン）を摂取でき、その吸収力も高まります。また、卵には血管を柔軟にするNO（一酸化窒素）の材料も含まれていますから、健康な血管を作るためにも最適だと言えるでしょう。

「牛乳は日本人には合わない」はデマ

日本人には牛乳の成分である乳糖を分解する酵素が少ないので、飲まない方がいいと言われることがありますが、これは科学的な根拠のないウソです。牛乳による健康促進効果にまつわる論文は多く存在しますが、「体に悪い」といった科学的根拠のある論文はありません。でも、確かに牛乳を飲むとお腹を下す人もいますよね。これを解説しましょう。

赤ちゃんの頃はいろいろなものを食べられませんから、母乳を即エネルギーに変える必要があるため乳糖をエネルギーにするラクターゼという酵素を多く持っています。しかし成長すればご飯などからエネルギーを作れるため、大人になるにつれて不必要になり、ラクターゼはどんどん少なくなっていくのです。お腹を下したのは牛乳が冷えていたか、久しぶりに飲んだことですべてを消化できなかったのが原因でしょう。

大人になるとラクターゼは腸内環境を整える仕事をしてくれています。牛乳はタンパク質量も多く、幸せホルモン・セロトニンの材料となるトリプトファンやリン、卵と同様に血管を柔軟にするNO（一酸化窒素）を作る材料も含まれています。

また、健康志向が高まる中で無脂肪牛乳や低脂肪牛乳を選ぶ方も多いですが、これらは脂肪を抜く加工をしているため私はおすすめしません。**牛乳の脂肪はせいぜい2〜4%なのでそれで太ることはありませんし、脂肪のおかげでビタミンA、D、Eといった脂質に溶ける栄養素の吸収効率が上がるからです。**シチューやカレーに牛乳やバターを使うと美味しくなるのは、野菜などに含まれる脂溶性の栄養素が溶け出し、栄養価や旨み成分が多くなるから。

ぜひ積極的に、日々の食事で牛乳を摂取してくださいね。

3

おやつの代わりに！今こそプロテインドリンク

一日に必要なタンパク質量を手軽に補給

タンパク質は大事ですが、一日に必要な量を食べ物だけで補うのは意外と大変なものです。というのも一日の摂取量は体重1kgに対して約1g。肉や魚などタンパク質を含む食材は約70％が水分で、純粋なタンパク質量は重さの約1／5しかないのです。そこでおすすめなのがおやつ代わりにプロテインドリンクを飲むこと。**プロテインパウダーは20種類のアミノ酸が入っていてタンパク質100％。牛乳で割るとさらにいい**ですよ。

一日に必要なタンパク質摂取量

体重
60kg

1kgにつき
**約1gの
タンパク質が必要**

一日の摂取タンパク質量の
目安は 約60g

その量を補うには肉で言うと
毎日300g食べる必要がある

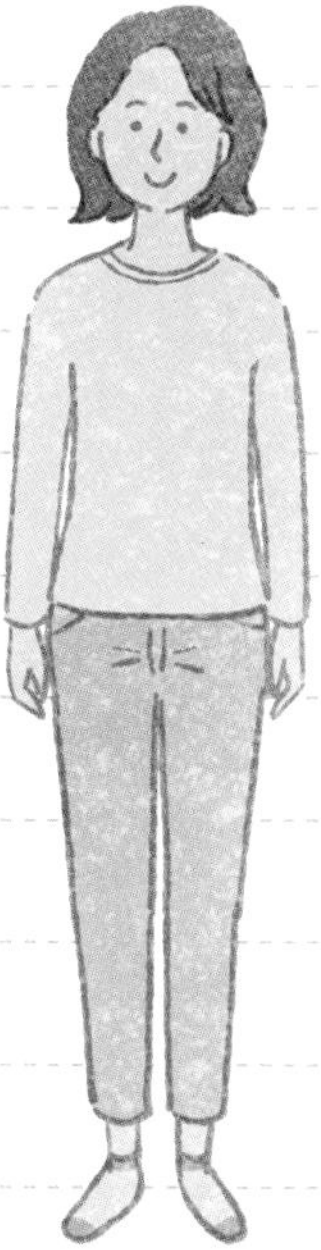

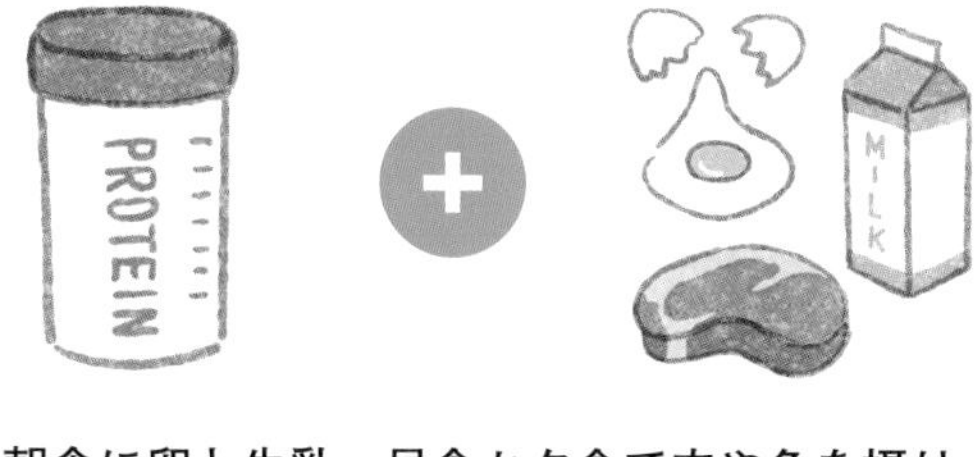

朝食に卵と牛乳、昼食か夕食で肉や魚を摂り、
間食としてプロテインパウダー 20gを水や牛乳で溶かして
摂取すれば、無理なく確実に一日に必要な量が摂れる！

4

血液サラサラにしたいなら納豆など日々の食事で

血液をサラサラにする薬は存在しない！

生活習慣病を予防しようと「血液がサラサラになる薬」を処方されますが、そういう効果のある薬はありません。一般的に血液サラサラの薬として知られる抗凝固剤は血栓を作らせない、いわば血を固まらせない薬なので、逆に鼻血やすり傷、切り傷ができたときになかなか血が止まらないという大きなデメリットもあるのです。そこで、本当に血液をサラサラにするおすすめ食材を紹介します。

薬の代わりに摂りたい食材

納豆	ナットウキナーゼという成分には血栓の主成分となる繊維物を溶かす働きがあります。脳梗塞や心筋梗塞予防につながるという研究論文も多数出ているので非常におすすめ。朝食にご飯とみそ汁と合わせて摂ると栄養バランスも◎。
梅干し	梅干しに含まれるクエン酸は疲労回復効果だけでなく、血液の抗酸化作用もとても強く、血流アップ効果が高いです。食後すぐに摂ると血糖値の上昇を抑える作用も。レモンや酢も同様の効果があります。
しょうが	しょうがに含まれるジンゲロールやショウガオールという成分が血管を拡張し、血流を促します。薬味として毎日のおかずにひと足ししてください。
玉ねぎ	ケルセチンという成分が血管を拡張し、血流を促します。日々の炒め物や汁物で積極的に活用を。
鶏肉	鶏肉に含まれるアルギニンは血管を柔らかくしてくれるNO（一酸化窒素）の原料となるので、血流アップにつながります。牛や豚と比べカロリーが少なくタンパク質量が豊富なので、日々のタンパク質源としてもおすすめ。
コーヒー	クロロゲン酸という抗酸化物質を含んでいて血管内で血小板が固まるのを防いでくれます。血流を促す効果も。食後に飲むと中性脂肪の上昇を防いでくれるので食後の一杯に。緑茶のカテキン、紅茶のポリフェノールも同様の効果があるので好みで選んで。

5

糖質を抜くとかえって太りやすくなる

巷のダイエットに惑わされないこと

昨今人気のダイエットに「糖質制限」があります。ご飯やパンなどの主食を抜いて体重を落とすというものですが、ここには落とし穴が。というのも、糖を摂らないと必要なエネルギーを作れないため、体は筋肉を分解して糖を作ります。体の中で一番重く、体を支え、動かすための骨格筋が分解されるので体重は簡単に落ちますが、脂肪ではなく筋肉が落ちているため、確実にリバウンドしてしまいます。それは唯一の脂肪燃焼工場である筋肉が減るから。脂肪は燃えずに増える一方で、ますます痩せられなくなるのです。また、**筋肉量が減るということは、筋肉のポンプ作用で促されるリンパの流れも悪くなるということ**。血液は心臓のポンプで押し出されるとはいえ、心臓から遠い下半身は筋肉の力を借りて足先まで流れるので血流も悪くなります。

他には「高カロリーは太る」というのも誤り。これが正しければ摂取カロリーを減らせば理論上痩せるはずですが、20年かけて行われたアメリカの調査では、摂取カロリーと体重増加は関係ないという結果が出ました。そもそも食べ物は、胃や十二指腸で消化され、細かく分解されたのち、ブドウ糖はエネルギーに、アミノ酸は筋肉や肌など体のパーツの補修に使われます。その代謝にかかるカロリーは計算できないので実際の消費カロリーを把握することはできません。また、摂取カロリーが低いと人間の体は消費エネルギーを低くしようと省エネモードになるため、かえって太りやすくなります。**日々の食事ではタンパク質を中心に、糖質や脂質もしっかり摂ってください**。

6

雑談と神社が長寿につながる？

AIにはできない雑談が脳を活性化

日常生活で少し意識するだけで脳の血流を活性化することができます。その一つがおしゃべりです。家族や友達とお茶をしながら冗談を言って笑ったり、「あのときあんなことがあったね」と思い出話をしたりするのは実はかなり高度なことで、人工知能（AI）にはできません。過去のエピソードについて記憶をたどって話すというのは、人間にしかできないことなのです。

脳の神経回路をフル回転してしゃべっているので、血液もすごい勢いで脳内を流れて、脳を若々しく保つことができるのです。

また、通常のウォーキングは運動にはなっていないと1章でお話ししましたが、「近所の神社に寄る」と一気に話は変わります。

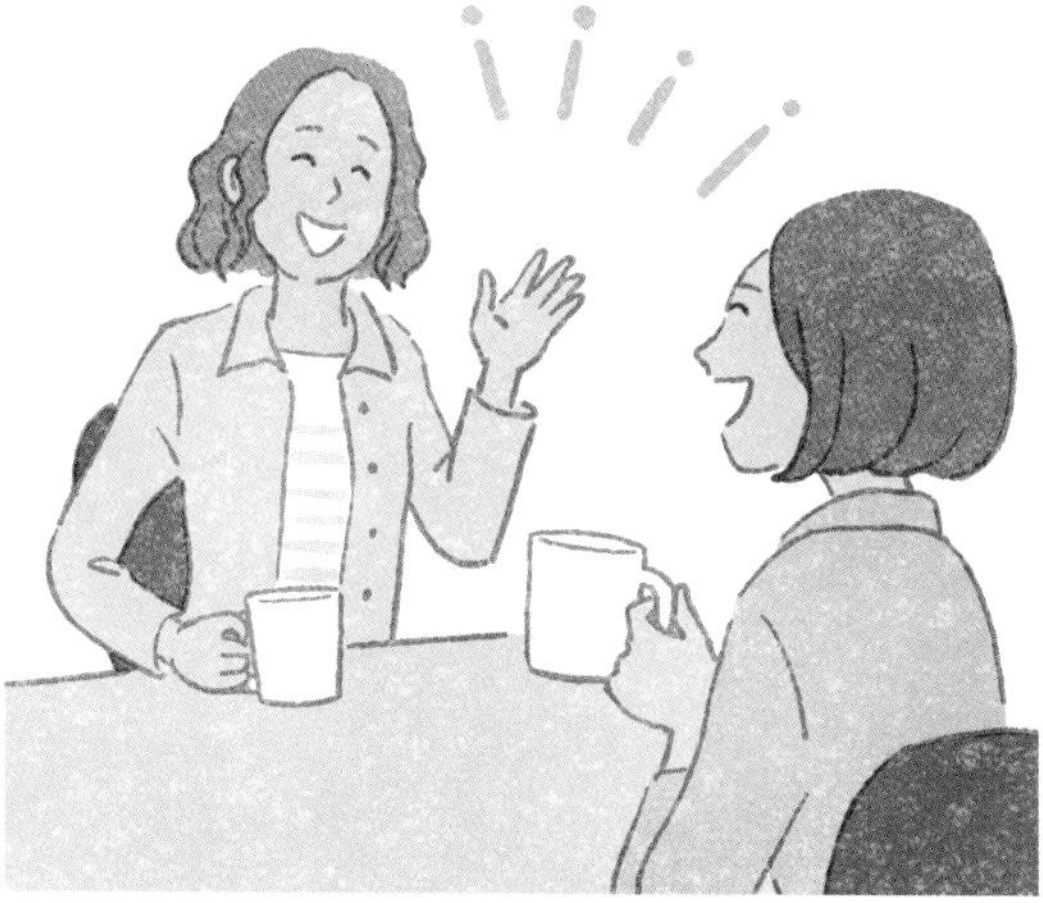

境内には大抵階段があるので自然と「階段や坂を登る・降りる」という別の動きを取り入れられます。これは重力に逆らう動きであり、体にとってちょうどいい負荷のある運動になるのです。登山も同じで、平坦な3キロの道を歩くのはなんてことないですが、それを縦にすると富士山に登頂するくらいの運動になります。そこまでするのはかなり大変ですから、血流リンパストレッチと合わせて、時々近所の神社に立ち寄る、もしくは坂が多いルートを選んで歩くことを心がけるといいでしょう。

7

毎晩湯船に浸かって血流もリンパも流れよく

ぬるめの湯に浸かると効果大

お風呂に入ることは血流、リンパの流れともによくします。ですからシャワーですませず、毎日湯船に浸かることをおすすめします。

40度くらいのぬるめのお風呂に30〜40分（途中、湯船から出て体や髪を洗うなど、出たり入ったりしたトータルの時間として）かけて入浴するようにすると、副交感神経が優位になってリラックスし、血管が拡張して血流がアップします。

41度以上の熱めの湯では血管が収縮してしまうので、かえって血流が悪くなってしまいます。よく、健康のためにサウナを利用するという方も多いかもしれませんが、血流を上げるという意味では逆効果です。こちらも暑さによって血管を収縮させてしまいます。

お風呂に入ったら耳の下までしっかり湯に浸かると、頭から首にかけてのリンパの流れもよくなります。お風呂上がりの筋肉が柔らかくなった状態で本書の血流リンパストレッチを行うのもいいでしょう。

さらに、湯船に浸ってリラックスすることで、眠りにもつきやすくなります。1章でもお伝えしましたが、体のためにも7時間以上眠ることはとても大切です。そうすると睡眠中にリンパの浄化作用で日中溜まった疲労物質や有害物質がきちんと回収され、日々ますます健康になっていく……というよいサイクルが生まれるでしょう。

8

高血圧のほとんどが自然現象

年をとると血圧が高くなるのには理由がある

高血圧になると生活習慣病のリスクが高いと思われていますが、血圧と寿命の関係を調べた研究では、血圧が高い人の方が長寿であることがわかっています。現在の医療では年齢や体格に関係なく「140以上は高血圧」と一律で決められているため、そこから外れると誰もが「高血圧」と診断されてしまいます。でも、体重や筋肉量など肉体の状態がまったく異なる60歳の人が20歳の人と同じ基準値というのはおかしいと思いませんか？

血圧が高いということは、心臓が一生懸命圧をかけて血液を全身に送ろうとしている状態。今のままだと血流が悪いから、それをよくするために圧を上げているのです。血流が悪いのは血管の硬さや心肺機能の衰えなどが原因ですが、では、降圧剤を使うことで血管が柔らかくなったり、心肺機能が上がるのでしょうか。いえ、そんなことはありません。逆に無理に血圧を下げることで、全身への酸素や栄養素の供給が滞り、体に悪影響を及ぼします。

コレステロール値が高いのも悪だと思われていますが、これも昔の話です。正しい知識としてはコレステロールは細胞膜を作り、性ホルモンやビタミンDの大事な原料となります。肝臓で体に必要な8割が作られ、あとの2割は食事から確保しています。ここからもわかるように、血圧もコレステロールも数値に惑わされてはいけません。**本書の血流リンパストレッチを行えば血流がよくなることで血管が柔軟になりますし、心肺機能が強化され、血圧やコレステロール値が高かった原因も解消できます。**

9

薬を飲む前に自分でできることがある！

一生飲み続けないといけない薬なんてない

60代以上になると、病院で薬を処方され、毎日飲んでいるという方が多いと思います。病院に行くたびにどんどん種類が増えていったり、症状がよくなっているのに飲み続けている人も多いかもしれません。

高血圧の場合、医師から「降圧剤は一生飲んでくださいね」と言われるそうです。私は薬の専門家として断言しますが、**一生飲み続けるべき薬なんて一切ありません**。そもそも多くの薬は「頓服薬《とんぷくやく》」といって、症状が出たら飲むのが原則です。

例えば、頭痛がひどくて病院に行っても、「頭痛薬は一生飲んでくださいね」とは言われないはずです。ですから降圧剤も同じで、「血圧が高いときだけ飲んでくださいね」というのが正解なのです。

皆さんに覚えておいていただきたいのは「薬は卒業できる」ということ。高血圧の方でしたら、基準値よりも数値が上がらない体づくりをするだけです。

まずは本書にある血流リンパストレッチをできるだけ毎日続けてみてください。そうすれば滞っていたリンパと血液の流れがよくなり、筋肉がついて代謝が上がり、必ず体がよみがえります。

薬を飲むのは一番最後にして、まずは自己治癒力を高める運動を今日から始めましょう！

EPILOGUE

おわりに

最後までお読みいただき、ありがとうございました。

本書の「血流リンパストレッチ」では、ご自身の自己治癒力を上げるための方法を紹介しました。

ひととおり読みおえて、きっと「今からでも遅くない」という思いが芽生え始めていることでしょう。

薬を飲み続けている人の体は、薬が必要なくなるまでは健康ではありません。薬の役割は「症状を抑える」ことであり、病気を治すことではないからです。しかし、痛みがつらいなど我慢ができないときは、ぜひ薬の力を頼ってください。

ただし、一つだけ覚えておいてください。

病院に行く目的は「病気を治すため」であるということです。

血圧を例にとると、「高血圧」は病気ではありません。血圧が高くなった、というのは体の状態にすぎないのです。問題なのは、その症状が現れている裏に、重篤な病気に発展する危険性があるかどうかということ。薬で血圧を下げたからといって、体の状態が変わらなければ、「今後、重篤な病気にかからない」というわけではありません。

私を頼って相談に来る方が、薬に頼る生活にサヨナラを告げた笑顔を見ていると、「薬学という専門医療をやってきてよかった」と思います。

「自分の身体は、自分で治す」

人生100年時代と言われている昨今、いくつになっても、できることはたくさんあります。変化を求めて行動することに、遅いことなんて何一つないのですから。

加藤 雅俊

加藤雅俊

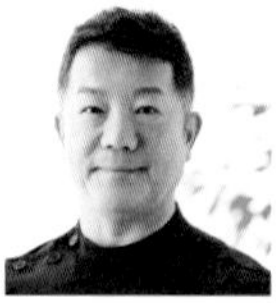

薬剤師 薬学研究者
ミッツ・エンタープライズ(株)代表取締役社長
JHT日本ホリスティックセラピー協会会長
JHT日本ホリスティックセラピストアカデミー校長

薬に頼らずに、食事や運動、東洋医学など、多方面から症状にアプローチする、「ホリスティック」という考え方を日本で初めて提唱。現在もその第一人者である。大学卒業後、ロシュ・ダイアグノスティックス(株)に入社。研究所で血液関連の研究開発に携わるなかで、体だけでなく心も不調になることがあり、両方が健やかでないと、人間が本来持つ「自己治癒力」は働かないことに気づく。それをきっかけに、"食事＋運動＋心のケア"を通じ、「薬に頼らず若々しく健康でいられる方法」を研究し始める。1995年、根本医療を志し起業。「心と体の両方」を診るサロンやセラピスト養成のためのアカデミーを展開。他に例を見ない「人間全体を包括的にみる医学」がテレビ・雑誌等で取り上げられ話題となり、モデルや女優の体内環境のケアを担当。プロ野球チームやアスリートのコンディショニングケアも行う。著書は『薬に頼らず血圧を下げる方法』(アチーブメント出版)、『増補改訂版 ホントによく効くリンパとツボの本』(日本文芸社)など多数。著書累計は250万部を超える。

〈加藤雅俊と直接相談ができるWEBカラダ相談室〉
JHT日本ホリスティックセラピストアカデミー
http://www.jht-ac.com

YouTubeチャンネル
「加藤雅俊の体内環境塾」
http://www.youtube.com/@kato_masatoshi

モデル	文月(シュルー)
撮影	山田健司
ヘアメイク	成田幸代
デザイン	村口敬太　中村理恵
イラスト	ツキシロクミ　イラストズー
編集協力	西島恵

10秒《びょう》伸《の》ばすだけですべて解決《かいけつ》する！
血流《けつりゅう》リンパストレッチ

2023年12月15日発行　第1版
2024年 4 月25日発行　第1版　第2刷

著　者　加藤雅俊
発行者　若松和紀
発行所　株式会社 西東社
〒113-0034　東京都文京区湯島2-3-13
https://www.seitosha.co.jp/
電話　03-5800-3120（代）
※本書に記載のない内容のご質問や著者等の連絡先につきましては、お答えできかねます。

ISBN 978-4-7916-3274-9